宝贝计划系列

孕期调养全攻略

主编　徐　萍　贾清华

BABY

中国健康传媒集团
中国医药科技出版社

内容提要

孕期必须补充哪些营养素?

孕妈妈应该多吃什么?

孕期各月都需要特别注意什么?

如何缓解孕期的各种不适症状?

孕期各月都需要做哪些检查?

胎宝宝在哪个月开始有胎动?

“准爸爸”都需要做些什么?

……

《孕期调养全攻略》针对这些最热门的话题，为孕期中的孕妈妈们进行了最详细、科学、实用的解答。可以说，本书是一本便于查阅、内容全面、通俗易懂的孕期调养宝典，是孕妈妈、准爸爸们的必读书！

因此，为了轻松、安全地度过孕期，为了能孕育出健康、聪明的宝宝，一定要有本书相伴！

前言

怀孕对于女人来说是一件大事，也是人生中最美好的一段时光。十月怀胎，一朝分娩。在 280 天的孕育过程中，孕妈妈是幸福的，同时也是最辛苦的。因为孕妈妈要孕育一个健康聪明的宝宝，需要付出很多时间和精力，不仅仅要特别注意日常生活中的点点滴滴，比如：需要提前安排好生活饮食，避免日常起居禁忌、按时进行孕期保健等等，而且还要把情绪调整到最佳状态，使自己的心情放松，以便给宝宝创造一个良好的生存环境。

当爱的结晶已经降临，作为孕妈妈，即将成为一个孩子的母亲，也是完成向完美女人转变的一个必经过程。当然，为了平安顺利地度过整个孕期，孕妈妈应该了解怀孕期间需要补充的营养素，应该多吃哪些食物，少吃或禁吃哪些食品，还有孕期各月都需要特别注意哪些问题，如何缓解孕期的各种不适症状，孕期各月都需要做哪些产前检查等等。

针对孕妈妈孕期中的热门话题，我们精心编写了本书，为孕妈妈提供了系统而且权威的孕期指导，内容涵盖孕期营养、孕期保健、孕期胎教、孕期情绪和心理调整等各个方面，知识全面，讲解细致。可以说，本书是一本便于孕妈妈查阅、内容全面、通俗易懂的孕期调养宝典，是孕妈妈和准爸爸们孕育宝宝的绝佳指南。

本书共分 11 章，第 1 章主要介绍了孕期营养物质相关知识和孕妈妈最应该摄入的食物。第 2~11 章则分别按照孕期 10 个月份为孕妈妈讲解了每月胎宝宝的发育状况、孕妈妈的身体变化、孕期饮食营养、日常起居运动、胎教与情绪调节等内容。

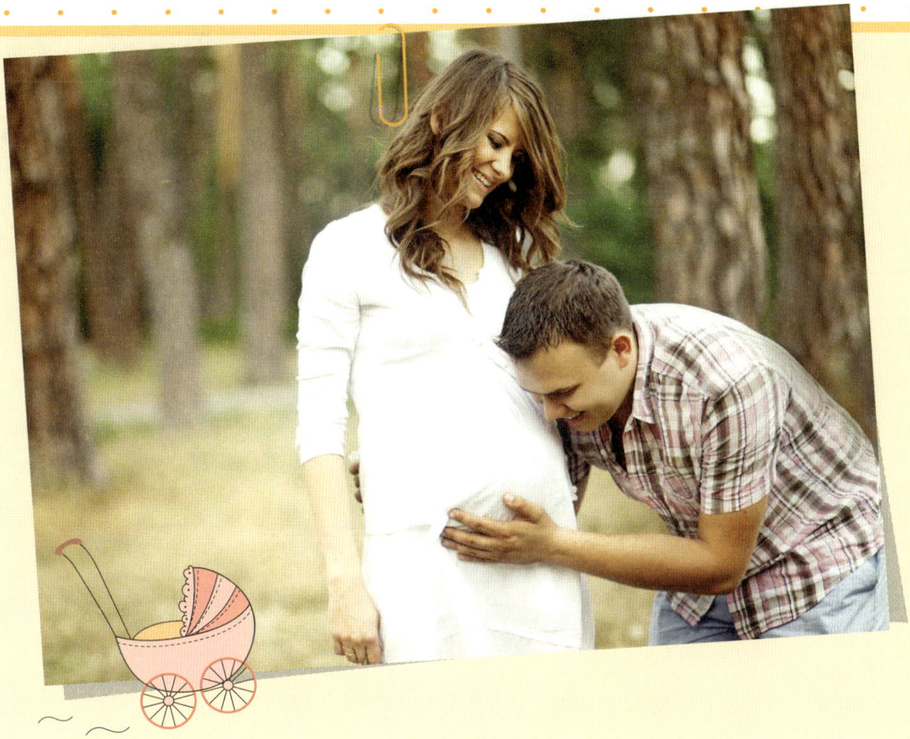

为提升本书收藏价值，本书对孕妈妈孕期每个月份的生活保健、饮食营养、胎教方案都进行了细致周到的讲解，孕妈妈可以随时查阅，以便及时掌握腹中宝宝的发育状况。另外，针对孕期出现的种种不适，孕妈妈可以结合自身情况，找到解决问题的办法，并在准爸爸的协助下，健康、安全地度过整个孕期。总之，无论是孕妈妈还是准爸爸，都能从本书获得贴心的孕期指导，收获实用的孕产知识，这就是我们编写本书的最大心愿。

编者

2018 年 1 月

目录

×未完成 √已完成 ♡喜欢 ☆收藏 !特别注意

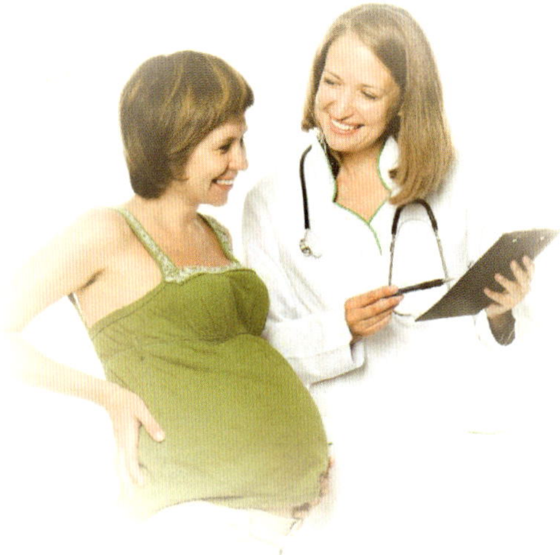

chapter 1 孕期必需营养物质

孕1月 ✗ ✓ ♡ ☆ !

✗未完成 ✓已完成 ♡喜欢 ☆收藏 !特别注意

___年__月__日

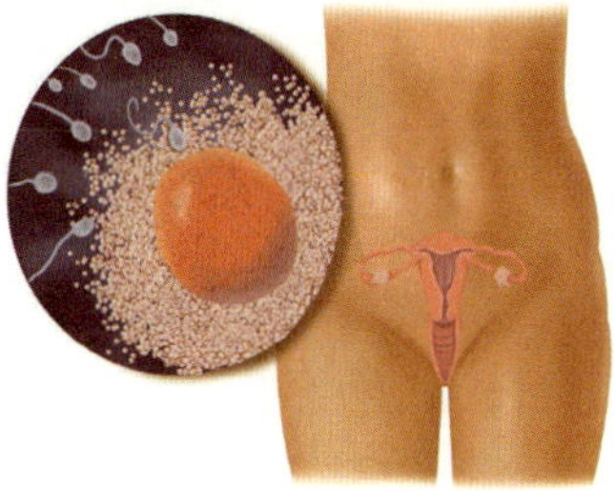

chapter 2 宝宝来了（^_^）

孕 2 月 × √ ♡ ☆ !

× 未完成 √ 已完成 ♡ 喜欢 ☆ 收藏 ! 特别注意

____ 年 __ 月 __ 日

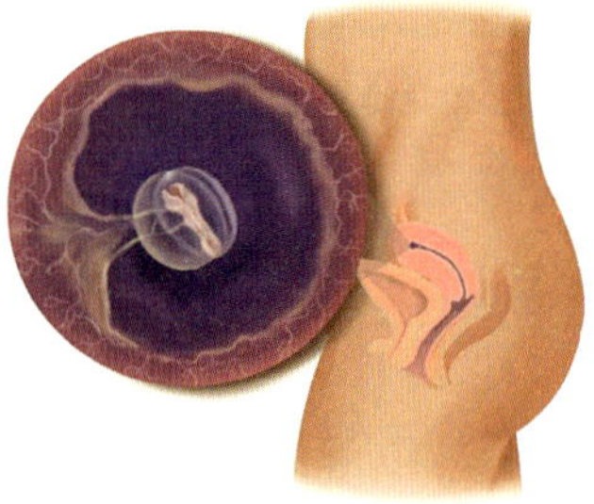

chapter 3 宝宝长得好快啊

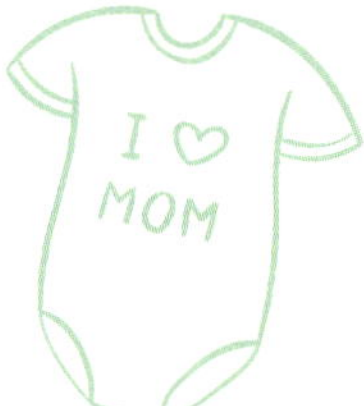

孕3月 ╳ ✓ ♡ ☆ !

╳未完成 ✓已完成 ♡喜欢 ☆收藏 !特别注意

___年__月__日

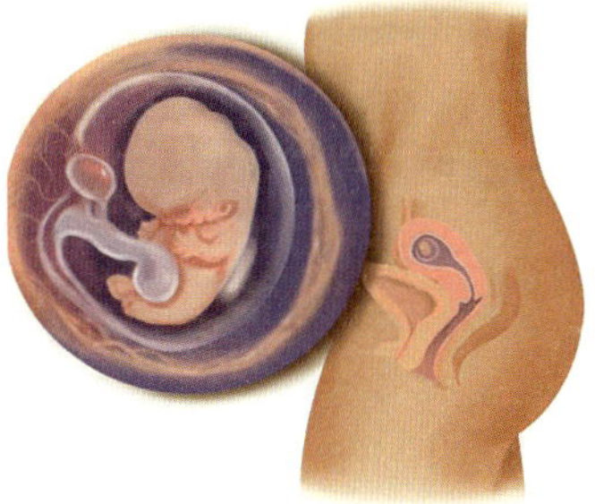

chapter 4 孕妈妈害喜更重了

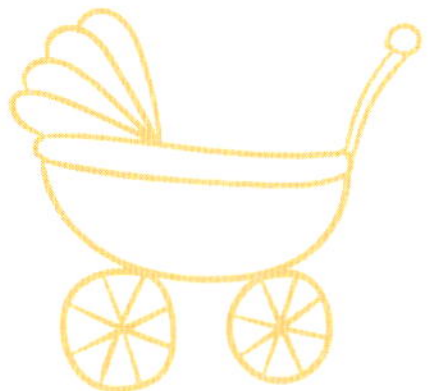

孕 4 月 ✕ ✓ ♡ ☆ !

✕未完成 ✓已完成 ♡喜欢 ☆收藏 !特别注意

____年__月__日

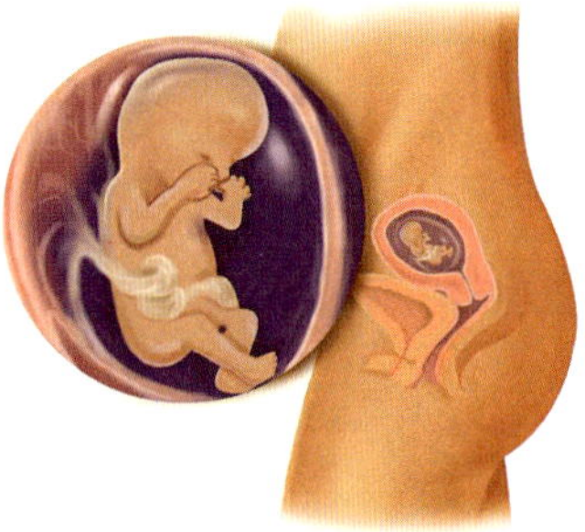

chapter 5 孕妈妈的肚子变大了

孕5月 × √ ♡ ☆ !

× 未完成 √ 已完成 ♡ 喜欢 ☆ 收藏 ! 特别注意

___年__月__日

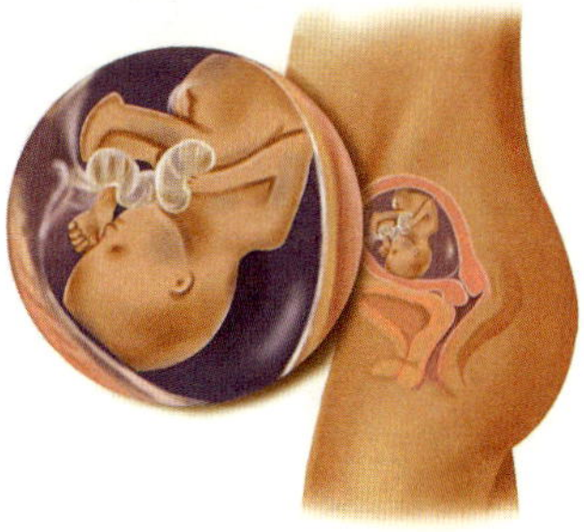

chapter 6 感受宝宝的胎动

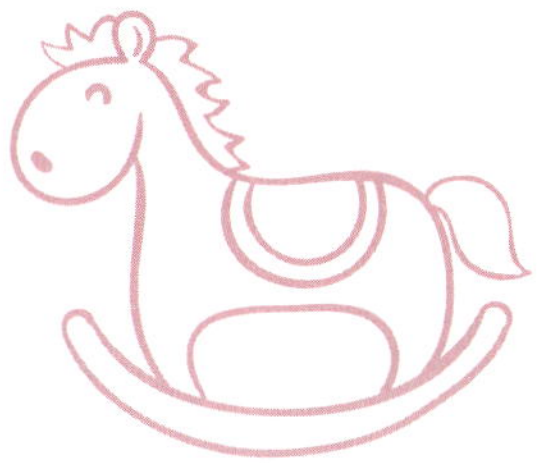

孕 6 月 ✕ ✓ ♡ ☆ ！

✕未完成 ✓已完成 ♡喜欢 ☆收藏 ！特别注意

___年__月__日

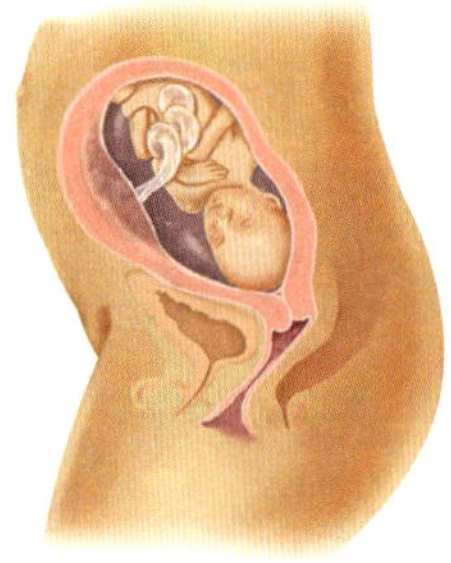

chapter 7 孕味十足的幸福

孕7月 ✕ ✓ ♡ ☆ !

✕未完成 ✓已完成 ♡喜欢 ☆收藏 !特别注意

___年__月__日

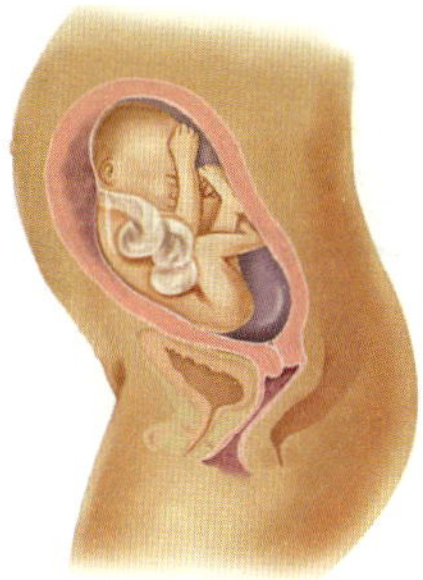

chapter 8 日渐蹒跚的时刻

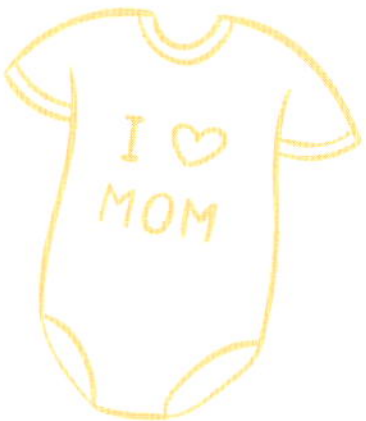

孕 8 月 ✕ ✓ ♡ ☆ !

✕未完成 ✓已完成 ♡喜欢 ☆收藏 !特别注意

___年__月__日

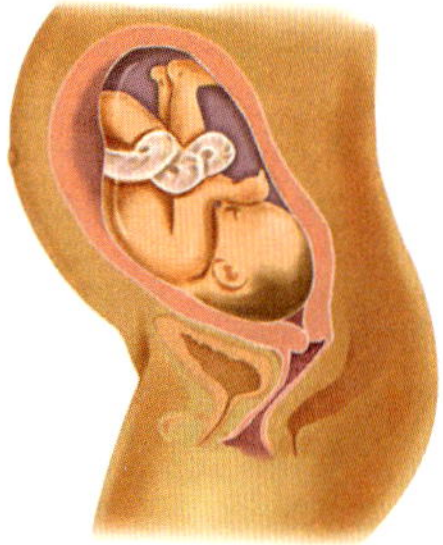

chapter 9 重在补充营养

孕9月 × √ ♡ ☆ !

× 未完成 √ 已完成 ♡ 喜欢 ☆ 收藏 ! 特别注意

___年__月__日

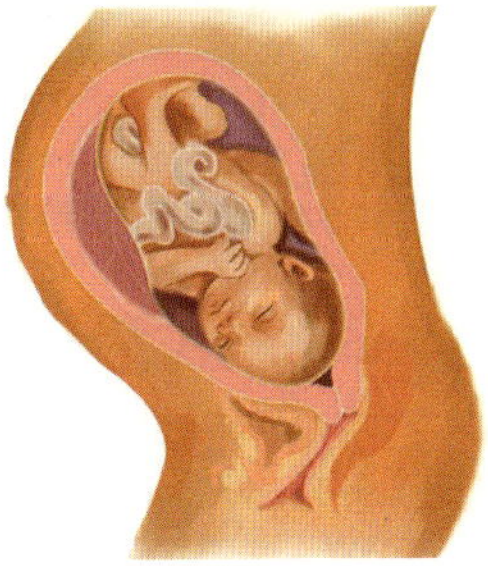

chapter 10 胜利前的最后一刻

孕 10 月 × √ ♡ ☆ !

× 未完成 √ 已完成 ♡ 喜欢 ☆ 收藏 ! 特别注意

____ 年 __ 月 __ 日

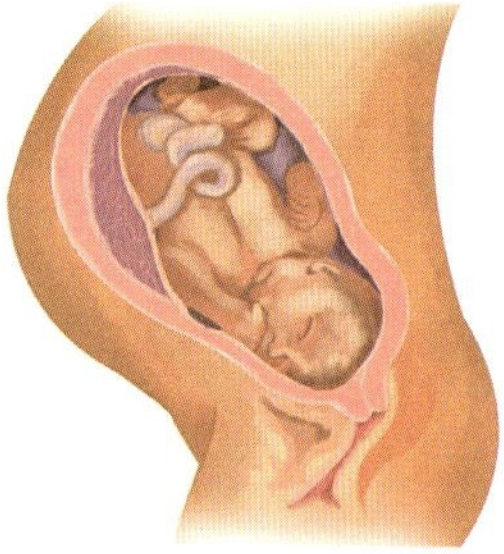

chapter 11 迎接宝宝的出生

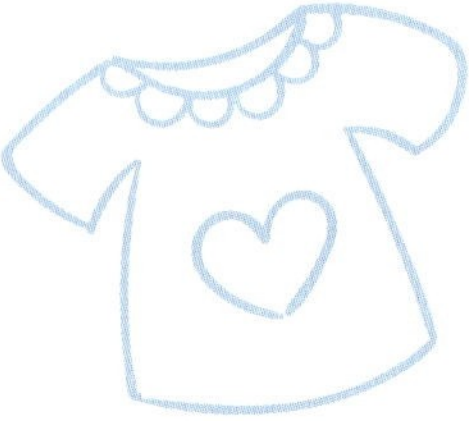

chapter 1

孕期必需营养物质

叶酸

叶酸的好处

1. 叶酸也叫做维生素 B_9，是水溶性维生素，有助于防治胎宝宝先天性心脏病。
2. 叶酸可以有效预防新生儿体重过轻、早产以及婴儿唇腭裂（兔唇）等先天性畸形。
3. 叶酸是蛋白质和核酸合成的必需因子，血红蛋白、红细胞快速增生，氨基酸代谢等都少不了叶酸。

缺叶酸的危害

孕妈妈缺乏叶酸不仅可能会导致胎宝宝神经管畸形，而且还会出现无脑儿与先天性脊柱裂患儿。

建议摄入量

孕妈妈最好从怀孕前就开始补充叶酸，补充叶酸的最佳时间一般为怀孕前 3 个月和怀孕后 3 个月，但需要注意的是，孕妈妈不要补充过多的叶酸，每天摄入 400 微克就足够了，如果摄入过多的叶酸会产生毒副作用。

富含叶酸的食物

富含叶酸的**水果**主要有：猕猴桃、橘子、草莓、樱桃、柠檬、海棠、梨等；富含叶酸的**蔬菜**主要有：莴苣、菠菜、西红柿、胡萝卜、油菜、小白菜、扁豆、蘑菇等；富含叶酸的**干果**主要有：核桃、腰果、栗子、杏仁、松子等；富含叶酸的**肉类**主要有：猪肝、鸡肉、牛肉、羊肉等。

钙

钙的好处

1. 钙是促进胎宝宝骨骼发育必需的元素。为了保证胎宝宝脊柱、四肢、头颅骨及牙齿的正常钙化，孕妈妈需要有足够的钙盐做支持。

2 钙除了能增强胎宝宝骨骼和肌肉的强度、改善心肺功能外，还能增强气管、支气管的纤毛运动，有利于清除呼吸分泌物和消除呼吸道炎症。

3 钙还能预防孕妈妈出现肌肉痉挛（抽筋），骨骼肌肉疼痛和骨质软化等。

缺钙的危害

1 随着宝宝的生长发育，孕妈妈对钙的需求量明显增加，当母体没有足够的钙补充时，便表现出低血钙，从而导致孕妈妈出现骨质疏松等症状。

2 缺钙会影响胎宝宝骨骼的生长发育。具体地说就是会使得胎宝宝出现骨质钙化不良、牙齿发育不全、体重下降、出生后出牙晚、佝偻病等。

建议摄入量

饮食中钙的最好来源是奶和奶制品。孕妈妈钙的摄入量每日保持在 1000 毫克左右就可以了。

富含钙的食物

富含钙的**蔬菜**主要有：芹菜、油菜、胡萝卜、芝麻、香菜、蘑菇等；富含钙的**水果与干果**主要有：柠檬、苹果、黑枣、胡桃、南瓜子、花生等；富含钙的**肉类**主要是羊肉、鸡肉等；富含钙的**禽蛋**主要有：鸡蛋、鸭蛋、鹌鹑蛋等；富含钙的**水产品**主要有：鲫鱼、鲢鱼、泥鳅、虾、海带、紫菜等；富含钙的**豆类**主要有黄豆和蚕豆等；富含钙的**乳类与乳制品**主要有：牛奶、羊奶及其制品。

镁

镁的好处

1 镁能够调节神经的感应性与肌肉的收缩。

2 镁对遗传过程具有十分重要的作用，关系到将来新生儿身高、体重和头围大小。

3 镁还参与核酸的合成，维持核酸结构的稳定。

缺镁的危害

孕妈妈体内缺少镁元素容易引发子宫收缩，出现早产现象。而且，缺镁还会引起孕妈妈神经与肌肉的功能失调，出现肌肉震颤、手足抽搐、惊厥等现象。

建议摄入量

孕妈妈不能过多地摄入镁，体内如果镁含量太高，容易造成镁中毒，一般每天摄入 600 毫克的镁就足够了。

富含镁的食物

富含镁的**水果**主要有：苹果、香蕉、杨桃等；富含镁的蔬菜主要有：大茴香、黄瓜、苋菜、蘑菇等；富含镁的**谷物**主要有：玉米、大麦、麦芽、荞麦等；富含镁的**豆类**主要有：黄豆、黑豆、蚕豆等；富含镁的**海产品**主要有：紫菜、海带、虾米等；富含镁的**干果**主要有：花生、芝麻、核桃等。

铬

铬的好处

1. 铬是孕妈妈必需的微量元素，铬在孕妈妈体内所有的胰岛素调节活动中起重要作用。
2. 铬是正常生长发育和调节血糖的重要元素，能帮助胰岛素促进葡萄糖进入细胞内的效率，并对血液中的胆固醇浓度也有控制作用。
3. 铬在提高高密度脂蛋白（HDL，对人体有利的脂蛋白），降低胆固醇水平方面也发挥着积极的作用，有助于预防及改善孕妈妈动脉硬化、高血压等心血管疾病。

缺铬的危害

孕妈妈缺乏铬时会表现出糖代谢失调，容易发生妊娠期糖尿病，并且诱发冠状动脉硬化导致心血管病，严重的会导致白内障、失明、尿毒症等并发症。

建议摄入量

孕妈妈不能过多地摄入铬，过量摄入易造成中毒，一般每天摄入量为 50 微克。

富含铬的食物

铬的最好来源是肉类，尤以肝脏和其他内脏含量最多。其次，粗粮、牡蛎、干酪等富含铬。另外鸡蛋和红糖也是含有铬元素比较高的食品。

铁

铁的好处

1. 孕妈妈自身铁的营养状况直接关系着胎宝宝的健康状况。胎宝宝血液中的血清铁、血红蛋白及血铁蛋白水平随着孕妈妈血液中的此类物质的增加而增加。
2. 妊娠中期以后，孕妈妈的血容量增大，表现为相对贫血，这时就需要通过饮食补充体内所需的铁，避免生理性贫血。

缺铁的危害

1. 孕妈妈体内含铁量不足，会直接影响体内细胞的免疫功能，进而降低机体的抵抗力，增高感染率。
2. 一旦孕妈妈因铁摄入量不足引起孕期缺铁性贫血，会导致头晕、心慌气短、乏力，严重的还会引发贫血性心脏病。
3. 孕妈妈缺铁可直接导致胎宝宝在子宫内缺氧、生长发育迟缓，甚至造成宝宝出生后智力发育障碍。数据表明，贫血严重的孕妈妈所生婴儿的红细胞体积比正常婴儿小 19%，血红蛋白低 20%。

建议摄入量

在怀孕早期，建议每天至少摄入 15~20 毫克铁；怀孕晚期，建议每天摄入

20~30 毫克；生产后的新妈妈建议每天摄取 18 毫克。

富含铁的食物

食物中的铁可以分为血红素铁和非血红素铁两大类。血红素铁主要存在于动物性食物中，如动物肝脏、肉类和鱼类，这种铁能够与血红蛋白直接结合，生物利用率很高。非血红素铁主要存在于植物性食物中，如深绿色蔬菜、黑木耳、黑米等，它必须经胃酸分解还原成亚铁离子才能被人体吸收，因此生物利用率较低。

锌

锌的好处

1. 锌可以提高孕妈妈免疫力，有利于分娩。
2. 孕妈妈合理补充锌可降低畸形儿、早产儿、死产儿的概率，维持宝宝健康的生命体征。
3. 锌对胎宝宝维持脑发育及其正常功能具有非常重要的意义。锌能够保证胎宝宝的正常发育，使宝宝的肌肉富有弹性，帮助其性器官发育完善。

缺锌的危害

对胎宝宝来说，缺锌会影响其在孕妈妈子宫内的健康生长，波及大脑、心脏、胰腺、甲状腺等重要器官的正常发育，导致胎宝宝体重减少，出现先天畸形，还会引起各种诱发疾病。对孕妈妈自身来说，一方面降低自身免疫力，如果怀孕早期缺锌可能会引起流产，怀孕晚期早产；另一方面会造成孕妈妈味觉退化、食欲大减、妊娠反应加重，势必影响胎宝宝健康成长发育所需的营养。

建议摄入量

孕妈妈摄取锌的标准量应根据孕期的不同阶段有所不同。孕妈妈怀孕早期每日摄入量为 11.5 毫克；怀孕中期至分娩前，每日摄入量增加至 16.5 毫克。

富含锌的食物

锌在不同食物内的含量各异，通常来说，**贝壳类海产品、红色肉类、动物内脏类**都是锌的极好来源，**干果类、谷类胚牙**等也富含锌。牡蛎含锌量最高，其他海味和肉类次之；植物食品中黑芝麻、油面筋、白糯米、黄豆、毛豆、紫菜等含锌量较高；动物食品中含锌量高的主要有猪心、猪排、猪蹄膀、猪腿肉、猪肝、猪舌、羊肉、酱鸭、鲫鱼、河蟹、海蟹、河蚌、田螺等。

铜

铜的好处

1. 铜是孕妈妈妊娠期必不可少的营养物质，胎儿是通过母体的胎盘来吸收铜，这对于子宫里胎儿的成长发育是必要的。
2. 铜是孕妈妈体内酶和辅酶的重要成分之一，起着抑制恶性肿瘤的作用。
3. 铜在胶原纤维和弹性蛋白的成熟过程中起着关键的作用，而胶原纤维和弹性蛋白又为胎膜提供了特殊的弹性和可塑性。

缺铜的危害

缺铜对孕妇和胎儿很不利。孕妈妈缺铜会引起贫血、骨质疏松等。不仅如此，孕妈妈缺铜，会使胎膜的韧性和弹性降低，容易造成胎膜早破而出现早产的危害。同时，缺铜还影响胎儿的正常发育，有可能造成胎儿先天性发育不足，并导致新生儿体重减轻、智力低下及缺铜性贫血。

建议摄入量

从妊娠开始，胎儿体内所需含铜量就急剧增加，尤其是妊娠后期，胎儿吸收的铜最多，因此，孕妈妈要注意补充铜，但不要盲目地补铜，如果孕妈妈体内铜超标，容易造成胎儿畸形。一般来说，孕妈妈每天摄入 2 毫克的铜就够了。

富含铜的食物

孕妈妈补充铜的途径最好以食物为主，如动物肝脏、水果、海产品、紫菜、巧克力、麦胚粉等，这些食物都能够为孕妈妈提供丰富的铜质元素。另外，粗粮、坚果和豆类等都含有较丰富的铜。

硒

硒的好处

1. 对孕妈妈来说，硒不仅能激活体液免疫，提高免疫功能，而且还能对抗汞、铅、砷等有毒元素，防止镉引起胎盘坏死。
2. 硒可降低血压、消除水肿、改善血管症状、预防和治疗妊娠高血压症、抑制妇科肿瘤的恶变。
3. 硒能帮助孕妈妈远离辐射的伤害，有效预防胎儿畸形。

缺硒的危害

孕妈妈如果缺硒会使胚胎发育不良、畸形。胚胎及胎儿缺硒则谷胱甘肽过氧化物酶活性降低，脂代谢紊乱，抗自由基的能力减弱，自身保护机制降低，造成胚胎发育受阻。另外，缺硒使得孕妈妈容易发生中毒症。同时，也会影响孕妈妈体内甲状腺激素的代谢，并引起胎儿遗传基因的突变，会导致小儿先天愚型。

建议摄入量

妊娠期内孕妈妈每日补充适量的硒，对新生儿及自身的健康是十分有益的。但孕妈妈补硒千万不要过量，如果超过人体所需，就可能会引发肺炎，肝、肾功能退化等病症，甚至会危及胎宝宝的生命，所以补硒一定要慎重。一般来说，孕妈妈每日摄入量 60 毫克就可以了。

富含硒的食物

孕妈妈可以从日常生活中的饮食中改善，含硒较多的食物主要集中与海产品和肉类。孕妈妈补硒可多食用猪肉，每 100 克猪肉中含有 10.6 微克的硒元素。紫苋菜也富含硒元素。另外，动物肝、肾等内脏中硒元素含量也较高。除此之外，含硒量丰富的食物还有人参、花生、芝麻、啤酒、硒麦芽以及中药材黄芪等，也可以将大米换成富硒大米。

碘

碘的好处

1. 碘的作用非常大，与胎儿的生长发育息息相关。碘是胎宝宝生成甲状腺素的主要原料，而且和胎宝宝神经系统及脑发育关系密切。
2. 碘能够调节组织内的水代谢，促进维生素的吸收利用，促进蛋白质的合成与分解，调节糖和脂肪的代谢。
3. 碘可以促进生物氧化和参与氧化磷的氧化过程。能够调节能量或进行转化，帮助肌肉活动，进行合成代谢。
4. 碘能激活孕妇体内许多重要酶化合物，促进物质代谢和孕妇及胎儿的生长发育。

缺碘的危害

如果孕妈妈的身体中碘元素不达标，不仅会损伤胎儿大脑发育，而且会影响胎宝宝正常发育，甚至会威胁胎儿生命，出现死胎、畸形儿，甚至是流产的悲剧。另一方面，缺碘会使孕妇的甲状腺功能减退，甚至出现甲状腺肿大。

建议摄入量

孕妈妈补充碘不宜过量，否则会造成补碘过度，伤害到自身和胎儿。一般情况下，孕妈妈妊娠早期每天摄入 200 微克左右的碘就能满足身体的需求。

富含碘的食物

食物中的碘是人体碘的主要来源。一般来说含碘丰富的海产品主要有：海带、紫菜、鲜带鱼、蚶干、蛤干、干贝、淡菜、海参、海蜇、龙虾等；富含碘的蔬菜主要包括菠菜、芹菜、山药、大白菜等。此外，鸡蛋也含有丰富的碘。需要提醒孕妈妈的是，如果生活在缺碘地区，孕妈妈除多吃含碘丰富的食物外，还应选用加碘盐烹调食物。

蛋白质

蛋白质的好处

1. 蛋白质是胎宝宝生长发育的基本原料之一，是胎宝宝脑组织生长、发育、代谢的重要物质基础。
2. 充足的蛋白质可以预防孕妈妈妊娠高血压综合征的发生，增加乳汁的分泌。

缺蛋白质的危害

如果孕妈妈在孕前摄取的蛋白质不足，胚胎就会发育迟缓，对胎宝宝健全内脏和大脑发育极为不利，出现发育不良、先天性疾病、畸形儿等。另外，孕妈妈缺少蛋白质容易发生流产。

建议摄入量

孕妈妈每天在饮食中摄取蛋白质至少在 70 克以上，才能满足身体的需要。具体来说，孕早期孕妈妈的蛋白质摄入量为每天 80 克；孕中期孕妈妈的蛋白质摄入量为每天 90 克；孕晚期孕妈妈的蛋白质摄入量应当增加为每天 95 克。

富含蛋白质食物

蛋白质可分为动物蛋白和植物蛋白两种。日常食物中富含蛋白质的**豆类**主要有：黄豆、黑豆等及其制品；富含蛋白质的**谷物**主要有：米、面、玉米等；富含蛋白质的**蛋类**主要有：鸡蛋和鸭蛋等；富含蛋白质的**肉类**主要有：猪肉、牛肉、羊肉及鸡、鸭、鱼、虾等；富含蛋白质的**干果**主要有：花生、核桃、榛子、瓜子等。另外，牛奶和羊奶也含有丰富的蛋白质。

DHA

DHA 的好处

1. DHA 是神经系统细胞生长及维持的一种主要元素，是大脑和视网膜的重要构成成分。
2. DHA 对胎儿大脑发育有重要影响。
3. DHA 对视网膜光感细胞的成熟有重要作用，直接表现为宝宝出生后反应快，眼睛又黑又亮，不容易患弱视和近视。

缺 DHA 的危害

建议孕妈妈从妊娠 4 个月起适当补充 DHA。如果孕妈妈缺少 DHA 则会影响胎宝宝大脑及神经系统的正常发育。

建议摄入量

孕妈妈在孕期可通过摄入富含 α－亚麻酸的食物来提高 α－亚麻酸的含量，利用母血中的 α－亚麻酸合成 DHA ，然后输送到胎儿大脑和视网膜，使那里的神经细胞成熟度提高。但 DHA 与其他营养物质一样需要一个合理摄入量，如果孕妈妈摄入过量的 DHA，会产生免疫力低下等一系列副作用。一般来说，孕妈妈每天摄入 400 毫克的 DHA 就能满足身体的需求。

富含 DHA 的食物

富含 DHA 的**坚果**主要有松子、核桃、花生、葵花籽、杏仁、榛子、腰果、开心果等。另外，**海产品**也含有丰富的 DHA，比如鲔鱼、金枪鱼、三文鱼等。

脂肪

脂肪的好处

脂肪是构成脑组织极其重要的营养物质，对于促进胎宝宝脑细胞发育和神经髓鞘的形成至关重要。

缺脂肪的危害

脂肪长期供给不足，会发生营养不良、生长迟缓和各种脂溶性维生素缺乏病，特别是危及皮肤健康的维生素A缺乏症。另外，如果孕妈妈孕期内脂肪摄入不足，容易引起胎宝宝的智能发育缺陷，造成其永久性的大脑损伤。

建议摄入量

孕妈妈在妊娠晚期，胎宝宝的大脑皮质发育非常快，孕妈妈应当摄取充足的脂肪，以满足胎宝宝大脑发育的需要。但孕妈妈在怀孕期间绝对不能食用太多的脂肪，这样对自己和胎宝宝都没有好处，孕妈妈每日摄入的脂肪量应当控制在25克左右。

富含脂肪的食物

富含脂肪的**蔬菜**主要有：大蒜、大葱、花菜、香菇、花菇等；富含脂肪的**植物油**主要有：豆油、菜籽油、花生油、芝麻油等；富含脂肪的**豆类**主要有：黄豆、赤小豆、绿豆、蚕豆、豌豆、芸豆等；富含脂肪的**干果**主要有：核桃仁、葵花子、花生、芝麻等。

另外，肥肉和动物内脏也含有丰富的脂肪。除此之外，一些动物油脂也富含脂肪，比如：猪油、牛油、羊油、奶油等；虾和各种海鱼等水产品也富含脂肪。

α－亚麻酸

α－亚麻酸的好处

1. α－亚麻酸是维系人类脑进化和构成人体大脑细胞的重要物质基础，对提高胎宝宝的大脑发育和脑神经功能，增强脑细胞信息功能，促进人脑正常发育起到实质性作用。
2. α－亚麻酸能增强胎儿视力发育，促进胎儿的功能和形体发育，特别是对发育不良的胎儿能促进机体发育到正常水平。

3. α－亚麻酸能帮助孕妈妈控制体重，促进产后皮肤和体形的恢复。而且还能促进泌乳，增强母乳 DHA 含量和身体抵抗力。

缺 α－亚麻酸的危害

α－亚麻酸是人体必需脂肪酸，缺乏酸会导致各种功能性障碍和代谢紊乱。尤其对胎儿脑发育不利，造成胎儿发育不良、形体小于正常胎儿、出生儿智力低下、视力不好、反应迟钝、抵抗力弱等。

建议摄入量

孕妈妈只有通过食物补充足量的 α－亚麻酸，才能让胎儿的脑神经细胞发育的数量多、功能强。孕妈妈日补充量应该在 1000 毫克左右。

富含 α－亚麻酸的食物

α－亚麻酸体内不能自身合成，必须从食物中获得。含 α－亚麻酸丰富的食物主要有：红花油、葵花子油、大豆油、玉蜀黍油、芝麻油、花生油、茶油、菜籽油等。另外，葵花子、核桃仁、松子仁、杏仁、桃仁等食物中也含有较多的 α－亚油酸。

卵磷脂

卵磷脂的好处

1. 对于处于大脑发育关键时期的胎宝宝来说，卵磷脂能够确保脑细胞的营养输入和废物输出，保护脑细胞健康发育。
2. 卵磷脂是神经细胞间信息传递介质的重要来源，充足的卵磷脂可提高信息传递速度，提高大脑活力，促进大脑神经系统与脑容积的增长、发育。
3. 卵磷脂是大脑神经髓鞘的主要物质来源，充足的卵磷脂可提高信息传递的准确性。

缺卵磷脂的危害

孕妈妈缺乏卵磷脂会影响胎宝宝大脑的正常发育，甚至会导致胎宝宝出现畸形。

建议摄入量

孕妈妈服用适量的卵磷脂，对于胎儿的智力发育很重要，并以食补天然的为佳。孕妈妈每日摄入量应当控制在 1500 毫克（2~3 个鸡蛋）为宜。

富含卵磷脂的食物

含卵磷脂丰富的食品有：蛋黄、大豆、动物脑和内脏、小麦胚芽、糠麸、苜蓿、蘑菇以及花生、芝麻和核桃等坚果类，还有牡蛎、乌贼、银鱼和青鱼等。

碳水化合物（糖类）

碳水化合物的好处

1. 碳水化合物又称糖类，常见的主要有葡萄糖、麦芽糖、蔗糖等。
2. 碳水化合物在体内被消化后主要以葡萄糖的形式被吸收，葡萄糖为胎宝宝代谢所必需，主要用于胎宝宝生长发育。正常情况下，碳水化合物中的葡萄糖是胎宝宝脑惟一能量来源，关系着胎宝宝脑细胞的迅速增加和整个神经系统的正常发育。
3. 胎宝宝心肌发育所需要的能量——ATP 也主要来源于碳水化合物的糖酵解和乳酸氧化。

缺碳水化合物的危害

如果孕妈妈碳水化合物摄入不足就会导致过度消耗脂肪和蛋白质，而脂肪大量分解易引起酮中毒，对胎宝宝脑和神经系统有不良作用，所生出的婴儿会出现智力发育不良、智商低下的现象。另外，孕妈妈缺乏碳水化合物会导致全身无力、疲乏、血糖含量降低，产生头晕、心悸、脑功能障碍等，严重时还会出现低血糖昏迷。

建议摄入量

孕妈妈每日摄入碳水化合物不能少于 150~200 克。碳水化合物过多时就会转化成脂肪贮存于体内，使孕妈妈过于肥胖，易导致高血脂、糖尿病等疾病。

富含碳水化合物的食物

富含碳水化合物的谷物主要有：玉米、大麦、水稻、小麦、燕麦、高粱等；含有丰富的碳水化合物的水果主要有：西瓜、甘蔗、甜瓜、香蕉、葡萄等。另外，土豆和甘薯等薯类也富含碳水化合物。

膳食纤维

膳食纤维的好处

1. 孕妈妈适量补充膳食纤维有助于缓解便秘，预防妊娠糖尿病和体重增长过快。
2. 膳食纤维有助于肠内大肠杆菌合成多种维生素；而且纤维素体积大，进食后可刺激孕妈妈胃肠道，使消化液分泌增多和胃肠道蠕动增强。

缺膳食纤维的危害

孕妈妈缺膳食纤维会出现便秘、痔疮、血糖高、糖尿病等症状，肠胃功能也不会太好。

建议摄入量

孕妈妈摄入纤维素过量容易影响营养的吸收。一般来说，孕妈妈膳食纤维每天摄入 25~35 克就足够了。

富含膳食纤维的食物

膳食纤维分水溶性膳食纤维和非水溶性膳食纤维。水溶性膳食纤维常见于水果、海藻等食物，而平时吃的蔬菜叶子中含有的多为非水溶性膳食纤维。一般来说，膳食纤维在糙米、胚芽精米、玉米、小米、大麦、小麦皮和麦粉等杂粮中含量比较丰富。另外，牛蒡、胡萝卜、四季豆、红豆、豌豆、薯类等根菜类食物膳食纤维也较多。

β－胡萝卜素

β－胡萝卜素的好处

1. β－胡萝卜素对胎宝宝和孕妈妈而言是一种安全的营养物质。它可以在孕妈妈体内生成维生素 A，并保障胎宝宝和准妈妈的细胞与组织，维持细胞正常功能，促进上皮组织的生长。
2. β－胡萝卜素能够增强孕妈妈身体免疫力。因为它属于一种抗氧化维生素，对心脏病、肿瘤、免疫失调、脑中风及白内障等均具有一定预防作用。
3. β－胡萝卜素可以有效促进孕妈妈乳汁分泌，对视力也很有好处。

缺 β－胡萝卜素的危害

孕妈妈体内缺乏 β－胡萝卜素不仅会直接影响胎宝宝的心智发展，而且还会提高胎宝宝的患病率及死亡率，易使新生儿出现反复性的气管、支气管等呼吸道炎症和肺部炎症。

建议摄入量

孕妈妈适宜每天补充适量 β－胡萝卜素 6 毫克左右。否则孕妈妈摄取的 β－胡萝卜素过量，会使皮肤出现橙黄色症状。需要提醒孕妈妈的是，β－胡萝卜素在加热后更易被人体吸收。

富含 β－胡萝卜素的食物

β－胡萝卜素普遍存在于植物之中，通常富含 β－胡萝卜素的水果和蔬菜多呈红色、橙色或黄色。如胡萝卜、西红柿、菜花、菠菜、南瓜、杏、西兰花、生菜、水芹、甘蓝等等。

水

水的好处

1 水是生命之源，多饮水、多排尿有助于孕妈妈保持泌尿系统洁净。

2 多饮水还可以改善孕妈妈便秘，并有助于防止痔疮。

缺水的危害

孕妈妈负担着母子两人的代谢任务，新陈代谢旺盛，如果饮水量不足会使尿量减少，不能及时冲洗尿道，细菌很容易进入泌尿系统，从而导致泌尿系统感染。而且，缺水水能引起孕妈妈宫缩，导致早产。

建议摄入量

孕妈妈可根据季节及自身情况加以调整，冬天可以少饮，但夏季炎热可多补充一点。孕妈妈每天喝 1000~1500 毫升水即可。另外，还要掌握好喝水时间，清晨是一天中补充水分的最佳时机，孕妈妈可以在早餐起床后喝一杯水，约 200 毫升。还有，千万不要等到口渴后才喝水，当感到口渴时，说明体内的水分平衡已经失调，细胞呈轻度的缺水状态。

富含水的食物

除白开水外，孕妈妈喝的水还包括一日三餐所吃的饭、菜、水果及所喝的汤、牛奶、豆浆、饮料等。需要提醒孕妈妈的是，不要喝没有烧开的自来水和久沸的开水。

维生素 B_1

维生素 B_1 的好处

1 维生素 B_1 可以调节孕妈妈体内糖代谢，增强孕妈妈消化功能。

2 维生素 B_1 可改善孕妈妈精神状况，消除疲劳。

3. 维生素 B_1 有助于神经系统的正常活动，促进大脑的生长和发育；保证心脏的正常跳动。

缺维生素 B_1 的危害

孕妈妈缺乏维生素 B_1 会出现疲倦、乏力、小腿酸痛、心动过速等症状。这是因为妊娠期间母体及胎儿代谢水平增加，对热能的需要量增加，随之也必须使维生素 B_1 供给增加的缘故。而且孕妈妈缺乏维生素 B_1 也容易患脚气病。

建议摄入量

孕妈妈每日摄入维生素 B_1 的量为 1.5 毫克就可以了。需要提醒孕妈妈的是，在食用含有维生素 B_1 的食物时最好能快速低温烹调，以减少维生素 B_1 的流失。

富含维生素 B_1 的食物

孕妈妈想要补充维生素 B_1 可以从食物中获得，一般来说，谷类的胚芽和外皮（糠、麦麸）含维生素 B_1 特别丰富，是维生素 B_1 的主要来源，其次是豆类、动物肝、瘦肉中含量也较多。

维生素 B_2

维生素 B_2 的好处

1. 维生素 B_2 又叫核黄素，是人体内许多重要辅酶类的组成成分，这些酶能在体内物质代谢过程中传递氢。
2. 维生素 B_2 是蛋白质、糖、脂肪酸代谢和能量利用与组成所必需的物质。

缺维生素 B_2 的危害

孕妈妈缺乏维生素 B_2 容易患唇炎、口角炎、舌炎等。

建议摄入量

一般来说，孕妈妈维生素 B_2 的每日摄入量为 1.7 毫克。

富含维生素 B_2 的食物

富含维生素 B_2 的**蔬菜**主要有：油菜、菠菜、青蒜等；富含维生素 B_2 的**动物肝脏**主要有：肝、肾、心等。另外，大米、黄瓜、鳝鱼、鸡蛋、牛奶等也含有丰富的维生素 B_2。

维生素 B_6

维生素 B_6 的好处

1. 维生素 B_6 对各种原因的引起的呕吐，尤其是妊娠呕吐有很好的治疗效果，因为它参与孕妈妈体内蛋白质、脂肪、碳水化合物及某些激素的代谢。
2. 维生素 B_6 可以缓解孕妈妈水肿、关节疼痛等症状。

缺维生素 B_6 的危害

孕妈妈缺乏维生素 B_6 会导致胎宝宝脑结构的改变，影响神经冲动的传导。另外，孕妈妈缺乏维生素 B_6 会出现溢脂性皮炎、色素沉着、唇裂及口腔炎，情绪易激动，易患忧郁症。同时，还会加剧妊娠呕吐，造成缺水与饥饿，导致胚胎早期凋萎。

建议摄入量

孕妈妈服用维生素 B_6 时，要在医师的指导下适量服用。否则过多摄入，胎儿就容易产生对维生素的依赖。一般来说孕妈妈的维生素 B_6 摄入量为每天 2 毫克。

富含维生素 B_6 的食物

在鱼类、肉类、蔬菜或谷类中普遍存在丰富的维生素 B_6。比如：鲑鱼、金枪鱼、大豆、小麦胚芽、鸡肉及动物肝脏等。另外，燕麦、番茄、香蕉和糙米等也含有丰富的维生素 B_6。

维生素 B_{12}

维生素 B_{12} 的好处

1. 维生素 B_{12} 是红细胞再生与形成必需的营养素。
2. 维生素 B_{12} 可以刺激红细胞活化，促进血液循环，对造血有极大的影响。
3. 维生素 B_{12} 还能维护神经系统的健康，对胎宝宝脑部的发育扮演着重要的角色。
4. 维生素 B_{12} 可以消除孕妈妈疲劳、恐惧、气馁等不良情绪，防治口腔炎等疾患。

缺维生素 B_{12} 的危害

孕妈妈身体内缺乏维生素 B_{12} 会降低四氢叶酸的利用率，从而导致巨幼红细胞性贫血。同时，孕妈妈缺维生素 B_{12} 会影响胎宝宝的健康发育。

建议摄入量

孕妈妈每日维生素 B_{12} 的摄入量为 2.6 毫克。

富含维生素 B_{12} 的食物

富含维生素 B_{12} 的食物主要有动物肝脏、牡蛎、蛤贝类、蛋、奶制品等；牛肉、猪肉、鸡肉、紫菜及海藻也含有丰富的维生素 B_{12}。

维生素 C

维生素 C 的好处

1. 维生素 C 对孕妈妈保持内分泌平衡，提高黄体酮分泌极具功效。
2. 维生素 C 有助于人体吸收铁质，对改善贫血症状有辅助效果。
3. 维生素 C 能够帮助孕妈妈提高免疫力，同时辅助治疗一些过敏性、中毒性、传染性疾病，对孕妈妈维持生育功能也有积极的作用。

缺维生素 C 的危害

孕妈妈缺乏维生素 C 会降低胎宝宝的智力。另一方面，孕妈妈容易患坏血病、贫血、流产及早产。

建议摄入量

孕妈妈补充维生素 C，每日供给量为 100 毫克。

富含维生素 C 的食物

维生素 C 多存在于新鲜蔬果中。一般来说，富含维生素 C 的**水果**主要有：鲜枣、红果、柚子、橘子、橙子、柠檬、草莓、柿子、芒果、猕猴桃、龙眼等；富含维生素 C 的**蔬菜**主要有：青菜、韭菜、菠菜、柿子椒、芹菜、花菜、西红柿、龙须菜、甜辣椒、菠菜、萝卜叶、卷心菜等。

维生素 A

维生素 A 的好处

1. 维生素 A 能够增强视力、参与细胞的增生和分化、增强免疫功能、参与骨质代谢等。
2. 维生素 A 是促进胎宝宝脑组织生长发育的重要物质。
3. 维生素 A 对胎宝宝视觉功能的发育、细胞增殖生长、骨骼发育有重要作用。

缺维生素 A 的危害

如果孕妈妈缺乏维生素 A 可能会引发流产。另外，孕妈妈缺乏维生素 A 也会影响胚胎发育不良，导致胎宝宝多器官畸形、死亡等。

建议摄入量

孕妈妈摄入维生素 A 要适量，过量可能会引起中毒，并能导致胎宝宝先天畸形。在怀孕早期，建议每天摄入 800 微克，孕中期和孕晚期为 900 微克。

富含维生素 A 的食物

富含维生素 A 的蔬菜主要有：韭菜、芹菜、胡萝卜、菠菜、苜蓿、豌豆苗、南瓜等；富含维生素 A 的水果主要有：杏、芒果等。另外，带鱼、鲫鱼、白鲢、鳝鱼、鱿鱼、鱼肝油、鱼卵、蛤蜊等水产品也含有丰富的维生素 A。除此之外，各种动物肝脏、牛奶、禽蛋等富含维生素 A。

维生素 D

维生素 D 的好处

1. 维生素 D 又称抗佝偻病维生素，能够增强人体对钙、磷的吸收，从而有效防治孕妈妈骨质软化。
2. 维生素 D 可以促进胎宝宝的牙齿与骨骼发育，预防胎宝宝在出生后患佝偻病。
3. 维生素 D 能够帮助孕妈妈增强身体免疫力，有效预防妊娠高血压。

缺维生素 D 的危害

孕妈妈缺乏维生素 D 会导致软骨病，出现骨头和关节疼痛、肌肉萎缩、失眠、紧张以及痢疾腹泻等症状。

建议摄入量

孕妈妈对维生素 D 的摄入量以每天 10 微克为宜，摄取过多可能会造成胎宝宝心肺的发育不正常。

富含维生素 D 的食物

维生素 D 主要来源于动物性食品，比如，动物肝脏、蛋黄等富含维生素 D；奶油、奶酪、黄油干酪等奶制品也含有丰富的维生素 D；另外，海鱼和鱼卵等鱼类也含有较多的维生素 D。

维生素 K

维生素 K 的好处

1. 维生素 K 也称凝血维生素，是促进血液正常凝固及骨骼生长的重要维生素。维生素 K 不但是凝血酶原的主要成分，而且还能促使肝脏制造凝血酶原。
2. 维生素 K 参与骨骼代谢，因为维生素 K 参与合成 BGP(维生素 K 依赖蛋白质)，BGP 能调节骨骼中磷酸钙的合成。

缺维生素 K 危害

孕妈妈缺乏维生素 K 易导致流产，即使存活，由于其体内凝血酶低下，也会引起凝血障碍，严重者会流血不止，甚至死亡。甚至会引起胎宝宝先天性失明和智力发育迟缓及死胎。

建议摄入量

孕妈妈不用特意吃维生素 K 补充剂，虽然孕中晚期所需维生素增加，但只要饮食合理正常，就足够满足增加的维生素需求量。切记补充维生素 K 一定要适量。孕妈妈每日摄入维生素 K 60~80 微克就可以满足需求。

富含维生素 K 食物

孕妈妈补充维生素 K，应以食物为主要补充来源，维生素营养制剂应小剂量补充。一般来说，深色蔬菜富含维生素 K，比如紫花、苜蓿、菠菜、甘蓝菜、莴苣、花椰菜等；大豆、牛肝、鱼肝油、蛋黄、乳酪、优酪乳、优格、海藻等也含有丰富的维生素 K。

维生素 E

维生素 E 的好处

1. 维生素 E 又称生育酚，在怀孕早期维生素 E 具有保胎作用，能够促进胎儿生长发育。因为维生素 E 能够增加孕妈妈雌性激素浓度，提高生育能力，从而预防流产。
2. 维生素 E 可帮助孕妈妈保持健康的免疫系统，促进人体新陈代谢，增强机体耐力，维持正常循环功能，还能维持骨骼、心肌、平滑肌和心血管系统的正常功能。

缺维生素 E 的危害

孕妈妈缺乏维生素 E 可引起肌肉萎缩，导致胎儿发育障碍，甚至出现早产、习惯性流产，或引起胎动不安等不良后果，严重时会造成新生儿出现出血性疾病。比如，新生儿易患黄疸，就是因红细胞受到氧气分解所造成。另外，胎儿缺维生素 E，也是造成先天贫血的主要原因。

建议摄入量

孕期补充维生素 E 是必需的，而且是非常重要的。但孕妈妈摄入维生素 E 要适量，过量服用可造成新生儿腹痛、腹泻和乏力。孕妈妈每日维生素 E 的摄入量为 14 毫克。

富含维生素 E 的食物

维生素 E 广泛存在于动植物食品中，以植物油含量最多，尤其是小麦胚芽油、棉籽油、玉米油、葵花子油、菜籽油、花生油及芝麻油等含维生素 E 较多。莴苣叶及柑橘皮含维生素 E 也很多。此外，猪油、猪肝、牛肉以及杏仁、葵花子、土豆、松子、花生酱、甘薯、芦笋、菠菜也含有维生素 E。豆类和粗粮也是维生素 E 的重要来源。

维生素 PP

维生素 PP 的好处

1. 维生素 PP 也称维生素 B_3，是烟酸和烟酰胺的总称。维生素 PP 是维持神经系统健康和脑功能正常运作的重要物质。孕妈妈摄取充足的维生素 PP 可降低胆固醇，有效预防忧郁症的发生。
2. 维生素 PP 能帮助孕妈妈缓解和预防严重的偏头痛、口腔炎症，防止口臭和减轻腹泻现象；可促进消化系统的健康，减轻胃肠障碍，使人体能充分地通过食物获取能量。

缺维生素 PP 的危害

孕妈妈缺乏维生素 PP 会导致精力缺乏、腹泻、失眠、头痛或偏头痛、记忆力欠佳、焦虑或紧张。另外，孕妈妈缺少维生素 PP 也会影响胎宝宝正常的生长发育。

建议摄入量

对于那些体内缺乏维生素 B_1、维生素 B_2、维生素 B_6 的准妈妈来说，因不能由色氨酸自行合成维生素 PP，所以需要额外补充。建议孕妈妈每日摄入量为 20 毫克。需要提醒孕妈妈的是将含有维生素 PP 的食物与富含蛋白质、维生素 A、维生素 B_2、维生素 B_6 的食物一同食用，会大幅提高吸收率。

富含维生素 PP 的食物

动物性食物中含有丰富的维生素 PP，比如，鸡肉、蛋、瘦肉、肝、鱼等。植物性食物中只有蘑菇和花生中维生素 PP 的含量与鱼、肉及动物肝脏的含量接近，其他植物性食物的含量均较低。

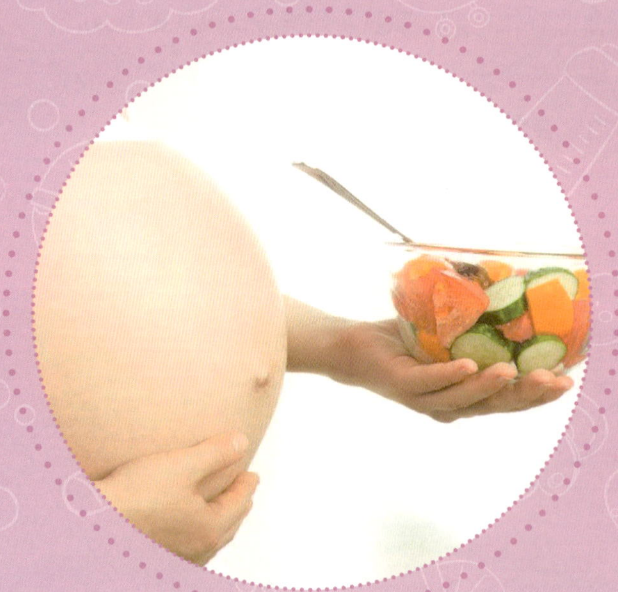

chapter 2 孕1月

宝宝来了

胎宝宝发育情况

Date：__________

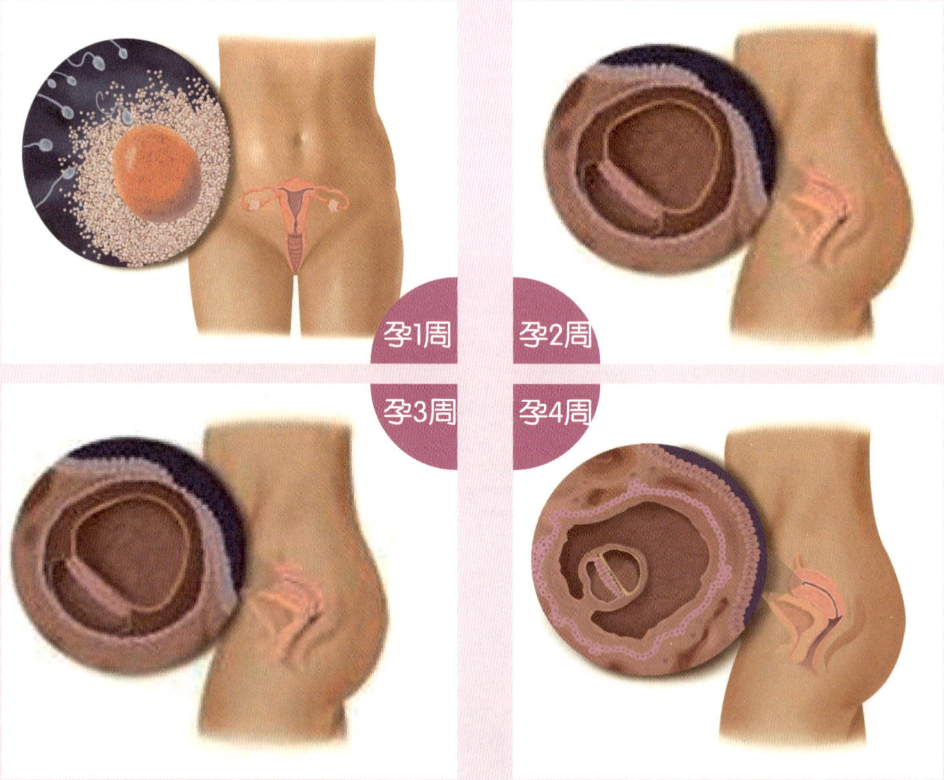

胎重 1 克。

胎长 1 厘米。

五官 眼睛、鼻子、耳朵尚未形成，嘴和下巴的雏形已经能看到。

四肢 胚芽只有头部和身体两部分，头部相对较大，躯体有长长的尾巴，如同小海马一般。四肢开始发展，因手脚太小，无法用肉眼看清楚。

器官 血液循环系统和脑、脊髓神经系统器官原型出现；心脏发育比较明显；胎盘、脐带也开始发育。

胎动 胎宝宝只是小小的胚芽，没有胎动。

受精卵着床

在孕 1 月，当精子与卵子在孕妈妈的体内相结合，就形成了人类肉眼无法看见的受精卵，受精卵开始不断分裂，移入子宫腔后就会形成一个被称为“桑胚体”的实心细胞团。一般这时的受精卵叫胚泡，当胚泡外周的透明带逐渐消失后，它就与子宫内膜接触并埋于子宫内膜里，这就是“着床”。

一般来说，着床在受精后 6~7 天开始，并在 11~12 天内完成。受精卵着床后直至发育到第 8 周为止，称为胚芽。胚芽的表面覆盖着一层绒毛组织，不久的将来，它会变成胎盘。而胎盘就是胎宝宝从母体吸收营养成分和排出代谢产物的工具。当胚芽发育到第 3 周末时，能够长到 0.5~1 厘米，重约 1 克左右。胚芽只有头部和身体两部分，头部相对较大，占了全部身长的一半，与头部相连着的躯体，有着长长的尾巴，如同小海马一般。在外观上，手脚很小，无法用肉眼看清楚。

另外，受精卵着床后，有可能导致孕妈妈的阴道出现轻微出血。如果有这种情况出现，孕妈妈不必过于担心，这是受精卵着床时的一种正常的生理反应，对人体没有什么害处。

孕 1 月，孕妈妈的生理反应

对于部分孕妈妈来说，怀孕第一个月的身体变化并不是特别明显，如果没有经过测孕，根本就不知道自己已经怀孕了。但对于变化比较明显的孕妈妈来说，通常会有以下变化。

月经停止

怀孕最普遍的特征是停经。对于那些月经规律的孕妈妈来说，如果是过了日期还没来月经，很有可能就是怀孕了。不过，也有极少数孕妈妈尽管已经怀孕了，可是还会来一两次月经，只是月经量要比以前少得多，经期也短了一两天。

乳房变化

在受孕后的一周或者两周后，孕妈妈的乳房开始变得敏感、胀痛。这是由于孕妈妈体内的激素水平提高引起的。另外，孕妈妈的乳房为了保证日后宝宝的奶水充足，会逐渐膨胀起来。有的孕妈妈的乳房甚至可以达到孕前 3 倍。而有些孕妈妈的乳房变化并不是特别明显。

恶心呕吐

孕妈妈受孕两周后，因为黄体酮的分泌会使身体的许多系统功能有所下降，人体的消化系统功能也会受到影响，所以可能会引起便秘和消化不良。而恶心呕吐是与体内绒毛膜促性腺素有关，这种激素的水平越高，孕妈妈就越容易感到恶心。

精神疲乏

怀孕初期，有些孕妈妈的身体会分泌出一种类似麻醉剂的激素，会使得孕妈妈的基本体温升高，而且心跳频率会变高，以提供更多的氧气来满足胎宝宝的发育，因此孕妈妈会比较容易疲倦乏力，变得特别想睡觉，打不起精神来。

眩晕头昏

孕妈妈常有晕眩症状属于正常现象，其原因是源于子宫扩大令血管所受的压力增加，导致血量供应不足，这样孕妈妈就会出现晕眩。另外，孕妈妈体内激素的变化和自主神经功能的改变，使血管神经调节功能不稳定，在长时间站立或体位改变时，使身体的下半部分的血液不能返回心脏，回心血量剧减，心搏的出血量减少，导致了心脑血供减少，表现为眩晕和头昏。

尿频

孕妈妈在怀孕之后子宫会慢慢变大，压迫膀胱，使得膀胱的容量减少，即使尿量很少也会让孕妈妈产生尿意，从而发生尿频现象。另外，尿频时如果每次排尿的量并不多是正常现象，不必担心。如果出现尿频而且尿量也很多，就要到医院查明原因，查清楚是不是患上了妊娠糖尿病。

胃口变化

早孕反应因人而异，有些孕妈妈的胃口要比原来好，有些人则没有胃口。不过大多数孕妈妈会出现食欲下降的情况，少数人会出现食欲旺盛的情况。怀孕后食量增加属于正常反应，因为怀孕的时候母体需要供应自身和胎宝宝的营养。此时的营养一方面满足自身需要，同时，还要将营养物质输送至子宫内的胎宝宝，维持其正常的生长发育。

阴道分泌物增多

孕妈妈在怀孕初期由于受激素急剧增加的影响，阴道分泌物比平时增加了很多，这属于孕期正常现象。如果外阴不痒，白带也无臭味，就不用担心。但如果出现外阴瘙痒、疼痛，而且白带呈黄色、有异味等症状时，就需要去医院就诊，这可能是因为外阴或阴道疾病所致。如果放任不管，可能会影响胎宝宝的生长发育。

自然反应

分泌物增多主要是因为怀孕期间孕妈妈的阴部、阴道、子宫颈这三部分血流旺盛，并且随着怀孕的月份增大，阴道分泌物也会逐渐增多，这都属于怀孕的自然反应。孕妈妈需要注意的是，分泌物增加多少和孕妈妈的体质有密切关联，但不管是什么体质以及什么情况，分泌物的增多不会影响到孕妈妈的正常生活，并且也不会带来严重的不适症状。

妇科炎症

有些孕妈妈怀孕后不仅会出现阴道分泌物大量增加的情况，而且还会伴有各种不适症状，比如白带异味，这个时候孕妈妈一定要引起重视，因为这些异常情况可能与妇科炎症有关，比如盆腔炎，孕妈妈应该尽早去医院检查。

细菌感染

很多时候，孕妈妈在怀孕期间由于易受细菌感染，同样会出现有阴道分泌物增多以及异常情况。通常情况下，孕妈妈大多伴有发烧的症状，除此之外还有腹部疼痛等不适症状。而导致这些症状的出现，与孕妈妈子宫受到细菌感染，从而引起绒毛膜和羊膜发炎有着很大的关系。

计算预产期

预产期指孕妈妈预计生产的日期。特别指出的是预产期并不是孕妈妈精确的分娩日期，只是提醒孕妈妈胎宝宝安全出生的大致时间，主要原因是孕妈妈对受孕时间难以准确判断。一般来说，计算预产期的方法主要有以下几种：

★ 月经计算法

月经计算法是孕妈妈最常用的预产期计算方法，即最后那次月经月数上加9或减3，日子加7。如果按农历计算，月的计算方法相同，日子则改为加15。例如：最后一次月经来临的日期是2014年2月1日，月份2+9，日期1+7，预产期为：2014年11月8日。又如最后一次月经来临为2014年4月15日，月份4-3，日期15+7，预产期为：2015年1月22日。

★ 胎动计算法

胎动计算法就是根据胎动日期计算预产期的方法。如果孕妈妈记不清最后那次月经日期，就要改用依据胎动日期来推算预产期。一般来说，胎宝宝在母体内的活动开始于怀孕后的18~20周。计算方法为：初产妇是胎动日加20周；经产妇是胎动日加22周。

★ 体温曲线计算法

体温曲线计算法是根据孕妈妈基础体温曲线计算孕产期的方法。一般情况是将孕妈妈基础体温曲线的低温段的最后一天作为排卵日，从排卵日向后推算264~268天，或加上38周。

★ B超检查推算法

B超检查推算法是根据孕妈妈B超检查推算预产期的方法。医生在给孕妈妈做B超时，根据测得胎头双顶间径、头臀长度及股骨长度就可以估算出胎龄，并推算出预产期。需要说明的是，B超检查推算法大多作为医生B超检查诊断应用。

★ 孕吐时间计算法

孕吐时间计算法就是根据孕妈妈呕吐开始时间推算预产期的方法。通常情况下，孕妈妈反应孕吐出现在怀孕6周末，就是最后一次月经后42天，由此向后推算至280天即为预产期。

★ 子宫底高度推算法

子宫底高度推算法就是根据孕妈妈子宫底高度大致估计预产期的方法。如果孕妈妈最后一次月经日期记不清楚，还可以根据孕妈妈子宫底高度大致估计预产期。一般来说，孕妈妈妊娠 4 个月末，子宫高度在肚脐与耻骨上缘当中（耻骨上 10 厘米）；妊娠 5 个月末，子宫底在脐下 2 横指（耻骨上 16~17 厘米）；妊娠 6 个月末，子宫底平肚脐（耻骨上 19~20 厘米）；妊娠 7 个月末，子宫底在脐上 3 横指（耻骨上 22~23 厘米）；妊娠 8 个月末，子宫底的剑突与脐的正中（耻骨上 24~25 厘米）；妊娠 9 个月末，子宫底在剑突下 2 横指（耻骨上 28~30 厘米）；妊娠 10 个月末，子宫底高度又恢复到 8 个月时的高度，但腹围比 8 个月时大。

预产期可以提醒孕妈妈胎宝宝安全出生的时间范围，但不要把预产期这一天看得那么精确。以上预产期的算法与实际的分娩日期通常相差 1~2 周，如果平时月经周期长短变化较大，预产期可能会相差更多。所以，凡是在预产期内前后 2 周分娩都是正常的。

孕妈妈的“坏脾气”

孕妈妈怀孕后，通常情况下不仅生理和心理会出现变化，在生活习惯上也会做出相应调整，再加上这一时期的早孕反应，常常使得孕妈妈倍感身体不适，有的还特别严重，从而导致了孕妈妈的情绪变得反复无常。一般来说，造成孕妈妈情绪不良的因素主要有：

早孕反应

早孕反应和孕妈妈的躯体与心理因素密切相关，有些神经质的孕妈妈反应更为明显。这说明孕妈妈情绪变化与孕吐有很大的关系。如果孕妈妈本身性格外露，不仅心理和情绪变化大、不稳定，而且还会发生剧烈孕吐和其他反应。

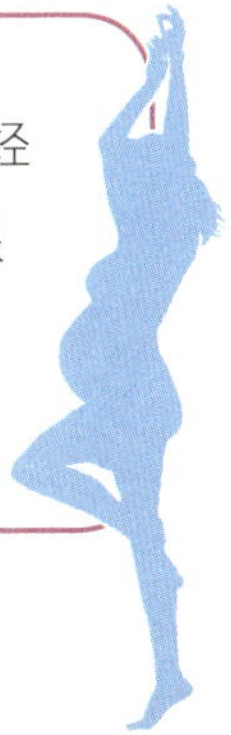

思想包袱

有些孕妈妈担心怀孕期间的一时疏忽，比如生病误服药物、烫头发等会影响了胎宝宝正常发育。其实这些担心都是多余的，对胎宝宝危害更多的是孕妈妈的不良情绪，只要放松心情，胎宝宝一定会健康出生。另外，还有些孕妈妈无端怀疑自己的能力，担心将来扮演不好妈妈的新角色。其实，这些想法都没有必要，孕妈妈应当从现在开始准备，并相信自己，就一定能培养出聪明健康的宝宝。

消极心态

作为特殊群体，孕妈妈要正确对待生活中发生的很多矛盾，对一些无足轻重的事情不必过分认真和计较，尤其不应该有多疑的想法，要尽量减少对家人尤其是准爸爸的误解。即使遇到真正不顺心的事情，也要变得大度一些，学会做一些自我安慰，使个人情绪经常处于稳定愉悦状态。

控制好孕期体重

体重是否正常是判断孕妈妈体质状况的重要指标。而测量体重是孕妈妈产前检查的重要项目之一，医生可以根据孕妈妈体重的变化来判断孕妈妈和胎宝宝生长发育情况是否正常。如果孕妈妈体重严重失控，不仅日常行动不便，而且还会引起高血压疾病、巨大儿、难产、产力不足、产程过长等问题。

做好记录

孕妈妈怀孕后，饮食习惯将会发生很大改变，因此，孕妈妈应当记录下每天三餐情况，并且饮食要符合高蛋白质和低卡路里。

杜绝零食

孕妈妈怀孕期间所需营养基本上都应该由正餐吸收。对于那些喜欢吃零食的孕妈妈来说，千万不能将零食当作正餐。零食可以是正餐的一部分，并且应当尽量选择低卡路里的零食。

禁止瘦身食品

孕妈妈要杜绝瘦身食品，因为很多瘦身食品都含有刺激肠道的成分，食用过后可能会引起孕妈妈腹泻，这对自身和胎宝宝都有不良影响。

忌高热量食物

孕妈妈一旦发现体重增长过快，就要少吃或不吃高热量的食物，比如花生酱、坚果，可以改吃鱼肉、低脂奶酪等。

适量运动

孕妈妈不要整日待在家里，要经常出去走走。对于那些没有运动习惯的孕妈妈来说，要尽可能地走出家门散散步，这对自身和胎宝宝发育非常有益处。

防辐射服的选择

对于孕妈妈来说，为了孕育一个健康的宝宝，在日常起居过程中必须做好远离辐射源的工作。至少应该选购一套防辐射服，以便安全地度过整个孕期。

★ 防辐射服的种类

1. 金属纤维系列

金属纤维系列是把稀有金属从常态变成稀有合金元素，经特殊工艺处理复合而成的一种金属纤维。它改变了原分子结构，使大量裸露正电荷自然附着在金属纤维上，并具有极强的柔韧性，可与棉、麻、涤、丝毛等多种纺织纤维混纺。它是目前市面上最流行的防辐射服装的布料。

2. 银纤维系列

西方医学认为，银具有最有效的抗微生物的性能。由银纤维制造而成的防辐射服，是继金属防辐射纤维面料之后最新的防辐射技术，具有防辐射、抗菌、抑污的功能，是生产防辐射服装的比较理想布料。它的防辐射效果要优于用金属纤维的防辐射面料，可以贴身穿着。它还有抗静电、抗菌除臭、调节体温、冬暖夏凉的作用。轻柔，透气性好，可贴身穿，对皮肤无刺激。可以直接水洗，是防辐射夏装的最佳材料。该产品满足各类对防电磁辐射有较高需求或较高舒适度的人员。

★ 如何选购防辐射服

1. 选购要根据自己的实际情况，判断是否需要超强防护的

一般建议选超强防护的是在机房工作或者工作环境中有超过 50 台电脑的孕妈妈穿。普通的防护效果大概有 25% 的金属纤维，而超强的大概有 30% 的金属纤维。

2. 决定自己是要内衣还是马夹

防辐射内衣是给未怀孕的白领保护自己的。当然，准备怀孕的孕妈妈也可以先穿内衣，但是一旦怀孕后 3 个月，就必须穿前后防护的马夹以保护脊椎神经系统。所以，根据自己的怀孕情况很好判断。

3. 选款式

款式是最好办的了，只要是马夹，防护效果基本相同，就是样子不一样了。那就看样子哪个好看就挑哪个了。

4. 选颜色

一般最多的颜色是藏青，由于耐脏，所以藏青的是选择最多的颜色。粉红色是给那些喜欢靓丽的孕妈妈，紫色就是兼具耐脏和漂亮的颜色了。其他还有诸如蓝色、灰色、军绿等。当然，最后颜色还需要孕妈妈自己来决定。

5. 选尺寸

买衣服，尺寸都是挺麻烦的，大了小了都不好。这里我们提个建议，对于孕妈妈买防辐射服，建议稍微大一点。这样对自己和宝宝都比较好。

孕妇装的选择

十月怀胎，是孕妈妈生命历程中一段美好的日子。在怀孕一段时间后，孕妈妈开始变得丰满起来，这时候，为了胎宝宝的正常发育，就要开始选购孕妇装了。

孕妇装一般以宽大舒适、透气性好、吸汗力强、穿脱方便为原则，当然，选购孕妇装时在颜色与款式上也要结合孕妇个人喜好。

★ 孕妇装种类

1. 休闲孕妇装

闲暇在家的孕妈妈可选择针织类或是棉绒类休闲套装，或者运动服加以变化的孕妇装。这一类衣服主要讲求舒适实用，对样式的要求相对不高。

2. 职业孕妇装

通常职业装强调简洁明快，讲究整齐、清洁、大方、合体，因此，“上班族”的孕妈妈们可选择较正式的洋装或套装，或是以长裤搭配俏丽的上衣。

3. 孕妇礼服

有些孕妈妈由于工作性质原因，需要经常出入晚宴或者公关活动等场合，这就有必要配备一套或几套孕妇礼服。在这里建议孕妈妈购买那些较有质感、剪裁利落的礼服，再搭配一条高雅项链或披肩，效果就很不错。

★ 如何选购孕妇装

1. 选质地

为保持皮肤清洁卫生，孕妈妈需要经常清洗衣服。建议孕妈妈购买那些好洗又耐洗衣料制成的服装，纯棉是首选。另外，夏天气温高，加上衣装与皮肤直接接触，孕妈妈要防暑，所以要买透气性良好、吸汗力强的衣服。最后，随着孕妈妈妊娠月份增加，身体臃肿，行动不便，孕妈妈要选择轻便、柔软的衣料，穿在身上会感觉更舒服一些。

2. 选款式

孕妇装款式主要结合个人喜好，最基本样式是宽松舒适，不要勒紧腹部。建议孕妈妈买上衣开前襟、肩部开扣、上下身分开的衣服，这样穿脱会很方便，减少自身笨重的不便。

3. 选尺寸

孕妈妈选购衣服，尺寸大小很关键。大了或者小了都不好。在此，建议购买稍微大一点的衣服，一方面穿着舒适，另一方面有利于宝宝健康成长。

孕1月最该注意的十类疾病

妊娠期间，孕妈妈全身发生很大的变化，导致身心疲劳，如果再加上营养不均，压力增加，就更容易患病。对于孕妈妈来说，怀孕初期特别要注意预防以下十类疾病。

发热或高热

妊娠早期，短时间内低热对胎宝宝危害也不大。但是，如果由于肾炎、病毒性呼吸道感染、急性胃肠炎等引起长时间发热或高热，孕妈妈就要当心了，因为这不但会使孕妈妈器官功能发生紊乱，还可能刺激到子宫收缩或引起子宫感染而导致流产。

尿频

早期，孕妈妈代谢负担比孕前加大，加上增大的子宫和胎宝宝的压迫，膀胱会被向上推移而变位，使孕妈妈出现尿频现象。由于尿道口与肛门比较接近，非常容易受到大肠杆菌的污染，如果细菌上行至膀胱内，膀胱内尿潴留液会很容易引发膀胱炎、尿道炎。

贫血

贫血是孕妈妈在妊娠期常见的一种并发症。贫血会阻碍血液携带氧气到孕妈妈身体的各个组织中，从而减少对胎宝宝的供氧量，胎宝宝生长自然会受到阻碍，而且贫血往往会导致孕妈妈脑供血不足，进而容易晕倒。同时，贫血可造成胎宝宝营养供应不足，轻者使胎宝宝发育缓慢，重者可发生早产，或者胎宝宝宫内窘迫。另外，贫血还会导致孕妈妈的免疫力下降，分娩时对出血耐受性差，易出现意外。

便秘

孕妈妈怀孕后，由于胎盘所产生的大量孕激素使肠胃道蠕动减弱，食物残渣在大肠内滞留时间较长，水分被肠壁吸收过多，致使最终形成的粪便干燥、坚硬；再加上孕妈妈腹壁肌肉张力的收缩力减弱，使得孕妈妈容易出现便秘，常常是两三天，甚至一周才会排便一次。

头痛

怀孕早期体内会有一些激素变化，除绒毛膜性腺激素之外，己烯雌酚、黄体素都会增加，可能会造成头痛，尤其是那些原来月经来时会头痛的孕妈妈，此时更容易发生头昏、轻度头痛等症状。引起头痛的原因有很多种，除了孕期激素的改变之外，还有许多可能因素会引起头痛现象，比如炎症、损伤、压迫等。

缺钙

钙是促进胎宝宝骨骼发育必需的元素。钙除了能增强胎宝宝骨骼和肌肉的强度、改善心肺功能外，还能增强气管、支气管的纤毛运动，有利于清除呼吸分泌物和消除呼吸道炎症。孕妈妈怀孕后对钙的需求量明显增加，如果缺钙容易导致骨质疏松。孕妈妈要适时补充钙剂和维生素 D 等，预防母体骨质丢失，是保证孕妈妈健康和宝宝的正常生长发育的重要措施之一。

妊娠高血压

通常情况下，妊娠高血压是孕妈妈妊娠 20 周以后才发生的疾病。具体可表现为高血压、水肿、蛋白尿，严重时孕妈妈会出现抽搐、昏迷，甚至造成多种并发症，比如多脏器功能衰竭、胎盘早剥、胎宝宝发育不良甚至胎死宫内等后果，严重威胁母子健康。

腹泻

孕妈妈要注意饮食卫生，吃新鲜瓜果一定要洗净。如果不注意食品卫生，抵抗力相对较差的孕妈妈就容易拉肚子。拉肚子会刺激孕妈妈宫缩甚至导致早产。引起孕妈妈肠胃不适的最大原因就是消化不良，通常情况下，孕妈妈不需要用药，只要在饮食上减少高脂肪食物的摄取，避免辛辣食物和含有咖啡因的饮料即可。

水肿

很多孕妈妈在怀孕期间脚踝和腿部会出现水肿现象，如果经过检查无子痫前症的症状，便可视为正常现象。随着子宫的日渐增大，孕妈妈的腹部也越来越高。子宫增大产生的一个副效应是，它会压迫盆腔静脉，从而使下肢静脉血液回流不畅，导致双腿、足背及内、外踝部等出现水肿。因水肿而产生不适时，孕妈妈应该尽可能抬高腿部以利于下肢静脉回流。最好能侧躺下来，在小腿处垫一个小枕头，休息半小时。

胃疼

怀孕期间由于宫体膨大，对各个器官都会有一定的挤压，所以胃部可能会受影响，等宝宝再大一些可能还会出现气短。此外，怀孕期间孕妈妈血中的 HCG 快速上升，具有保胎的作用，但同时带来的不良反应就是对胃部的刺激。因此，孕妈妈日常吃一些容易消化的食物，少食多餐，对缓解胃痛有帮助。

高龄孕妇必须做的体检

高龄孕妇在怀孕期间，为了给胎宝宝创造一个良好的生长环境，除要做好各项例行检查外，还须做一些针对性的检查。因为高龄孕妈妈怀孕、分娩的危险性要比年轻孕妈妈高得多。

★ 监测血压

由于高龄孕妈妈容易出现妊娠期高血压疾病，所以要在孕期定期监测血压，如果出现头痛、腿肿、血压升高等情况，应尽快去医院诊治。

★ 羊膜腔穿刺术

随着孕妈妈年龄的增加，胎宝宝出现染色体异常的概率也增加，所以高龄孕妈妈（大于 35 岁）应该做羊膜腔穿刺，以检测胎宝宝有无染色体异常。

★ 绒毛及羊水检查

高龄孕妈妈怀孕 11 周左右，用一根活检针通过宫颈或腹壁进入宫腔到达胎盘位置，取出少许绒毛组织，进行检查。这项检查可以准确地检测出胎宝宝发育是否异常。

★ 血糖筛查试验

高龄孕妈妈出现妊娠期糖尿病的概率也较高。应在怀孕 28 周左右进行血糖筛查试验，这是发现妊娠期糖尿病非常重要的手段。

★ 糖耐量的检查

糖耐量的检查是针对糖高会造成胎宝宝巨大或者畸形的检查。孕妈妈做糖耐量检查时，医生要抽取孕妈妈空腹血糖 1 次，每隔 1 小时抽血 1 次，一共抽 3 次。

★ 超声波检查

高龄孕妈妈在怀孕期间至少要做 2~3 次 B 超检查。通过这项检查医生不仅能够了解胎宝宝的发育状况，还可以排除非常严重的畸形，例如心脏病、脑室结构畸形等。

★ 胎心监护

在怀孕的最后 1 个月，高龄孕妈妈要特别注意胎动情况，最好能够每周做一次胎心监护，以了解胎宝宝在宫内的发育正常与否。

★ 骨盆测量

因为高龄孕妇的骨盆和韧带功能退化，使得软产道组织的弹性较小，子宫的收缩力也相应减弱，很容易引发各种难产。因此，高龄孕妈妈应接受骨盆测量，并结合胎宝宝的大小来决定分娩的方式和时机。

节制性生活

为了保证胎宝宝的健康，在孕早期内孕妈妈和准爸爸应尽量控制自己，降低性欲，或者用另外的方式表达对对方的爱，或者完全禁止性生活。

孕早期，一方面由于胚胎正处于发育阶段，特别是胎盘和母体子宫壁的连接还不紧密，如果进行性生活，很可能由于动作的不当或精神的过度兴奋，使子宫受到震动，很容易造成胎盘脱落；另一方面，孕早期孕激素分泌不足，不能给予胚胎强有力的维护，此时进行性生活，可能会造成流产。即使性生活时十分小心，由于孕妈妈盆腔充血，子宫收缩，也会发生流产的可能。

孕妈妈怀孕后因内分泌功能发生改变、早孕反应和担心胎宝宝，孕妈妈对性生活的要求和性反应会降低不少。因此，准爸爸应当了解这一情况，可以用其他方式增进夫妻感情。

在性生活方面夫妻双方应该相互体贴和谅解。如果准爸爸不能做到这一点，就可能会造成孕妈妈的不愉快和夫妻感情上的隔阂，因此，在孕早期是否过性生活的问题上，应首先考虑对将来的宝宝有无影响。

制定胎教方案

胎教主要是指孕妈妈自我调控身心的健康与情绪，为胎宝宝提供良好的生存环境，同时也指给生长到一定时期的胎宝宝以合适的刺激，通过这些刺激，促进胎宝宝的生长。

从打算要宝宝的那一天起，准爸爸孕妈妈就要开始制定胎教计划了。一个好的胎教计划可以使胎宝宝更健康、聪明。以下是按照月份来进行胎教的计划表，可供参考。

准备怀孕 ~1 月	经常散步，听舒心的乐曲，避免繁重的劳动和不良环境，准爸爸应体贴孕妈妈，主动承担家务，做到不过量饮酒，不在孕妈妈面前抽烟，节制性生活
1~2 月	散步、听音乐、做运动体操、避免剧烈运动，美化净化环境，排除噪声，情绪调节稳定
2~3 月	做胎宝宝体操，早晚平躺在床上，做腹部放松，手指轻轻按摩腹部后拿起，每次让胎宝宝感觉 5~10 分钟即可，多听欢快的音乐或儿歌

3~4 月	孕妈妈可与胎宝宝轻声说话或念一些诗文，听轻快的音乐、多看些有益书籍，使胎宝宝受到良好的文化熏陶
4~5 月	每天早晚与胎宝宝打招呼，给胎宝宝讲故事，听音乐，开始做乳头的护理，准备育儿用品和产妇用品的计划安排
5~6 月	帮助胎宝宝运动，孕妈妈仰卧在床上，双手轻轻抚摸腹部 10 分钟左右，给胎宝宝讲故事、念诗、唱歌、哼曲等，每次开始前，叫胎宝宝的乳名，时间为 1 分钟左右
6~7 月	帮助胎宝宝运动，给胎宝宝讲解画册中的色彩及动物形象，准爸爸应多陪孕妈妈散步、做操以缓解压力、增加愉快心情。与此同时，还应多听胎教音乐
7~8 月	要与胎宝宝多沟通，随时告诉宝宝一些身边发生的有趣事，并告诉宝宝“你快要出生了”，给胎宝宝听音乐，要养成好的习惯
8~9 月	帮助胎宝宝运动，和胎宝宝一起欣赏音乐，胎教时间较前几个月可适当延长
9 月 ~ 分娩	适当了解一些分娩知识，消除害怕心理，保持愉快的心态，要养精蓄锐。避免劳累，早晚仰卧。听舒缓的音乐，缓解孕妈妈紧张的心理

孕期常见病对胎儿健康影响

怀孕早期是胎儿健康发育的关键时期，看似不大的小病小恙如果不及时看医生，就有可能导致胎宝宝发育畸形。因此，孕妈妈要注意以下一些常见病，避免对胎宝宝的健康造成严重的伤害。

感冒、发热

孕妈妈感冒但不发热，或发热时体温不超过 38℃，可以不用治疗，对胎儿也不会产生什么影响。如果孕妈妈感冒高烧达 39℃以上，且持续 3 天以上，可分成两种情况来处理。第一种情况，如果感冒的孕妈妈是处在排卵以后 2 周内，用药可能对胎儿没有影响。第二种情况，如果感冒的孕妈妈处在排卵期 2 周以上，这个阶段，胎儿的中枢神经已开始发育，因此，这个时候，医生可能会通过对病情和用药的分析，来告诉胎儿可能受损的风险度，并提出建议，最终由孕妈妈及家人来决定是否终止妊娠。

经常咳嗽

咳嗽一般不影响胎儿的发育，但是病情非常严重时，就可能对胎儿产生不良的影响。因此，孕妈妈如果有咳嗽症状，可在医生指导下用一些不会对胎儿产生影响的药。因为孕妈妈咳嗽频繁，特别是比较严重时，确实容易导致流产，所以一定要彻底治疗。

另外，孕妈妈在怀孕期间最好少到公共场所，要加强营养，保证睡眠，尽量少与其他感冒患者接触，以减少感染的机会。如果有可能，在妊娠后的前 3 个月内孕妈妈应避免服用任何药物。

孕妈妈莫忽视牙痛

相当多的孕妈妈在妊娠期产生多种牙病，这是因为内分泌和饮食习惯发生变化，体耗增加等原因，往往容易引起牙龈肿胀、牙龈出血、蛀牙等口腔疾病，而孕妈妈此时用药怕影响胎儿，拔牙又怕引起流产或早产，不治又会痛苦万分，真是进退维谷。所以，孕妈妈要重视牙病的防治。

牙龈炎

妊娠期牙龈炎是孕期最常见的牙病，为牙周疾病中的一类，表现为牙龈肿痛，刷牙、进食时出血。检查可见单个或多个牙龈充血及牙乳头增生。妊娠期牙龈炎多因体内孕激素增多和口腔不洁引起，也能由孕妇体内维生素相对缺乏所致。防治的方法是去除牙结石，早晚刷牙，饭后漱口，保持口腔清洁卫生。多吃富含维生素的食物，也可适当服用多种维生素片。

智齿冠周炎

智齿冠周炎在18~27岁之间经常出现，是第三磨牙萌出期，第三磨牙也就是我们通常所说的智齿。由于食物越来越精细，加之人类的进化，许多人颌骨体发育不良，常常发生第三磨牙萌出困难或生长方向异常，引起牙冠周围软组织的炎症及疼痛，重症者还会出现畏寒、发热等全身症状。孕妈妈年龄基本处于第三磨牙萌出期，加上免疫能力较正常人低下，如果发生阻生更容易感染。

孕妈妈饭后可用稀释了的双氧水漱口。症状较重时还需全身治疗，一般选用对胎儿无害的青霉素等抗生素。症状控制后一般在怀孕3~7个月的这段时间内拔除阻生牙，此时对胎儿的影响较小。

龋齿

龋齿俗称“虫牙”。由于孕期唾液成分、齿龈血流循环的改变，加上受增多的孕激素的影响，此时龋齿有好发倾向，且原先较浅的有可能向深层发展而引起疼痛、发炎等。所以，孕妈妈要定期去医院做口腔检查，对龋齿及时治疗，并且要注意口腔卫生、加强营养，摄入足够的动植物蛋白、维生素和钙。

孕期用药要谨慎

怀孕后，孕妈妈如果感冒了，还能吃感冒药、头痛药吗？作为特殊群体，孕妈妈用药对胎宝宝或多或少会产生影响。因此，孕妈妈用药要十分谨慎。

由于怀孕初期正处于胎宝宝脑部、神经管、器官发育时期，因此，孕妈妈服用药物要特别小心。如果必须用药，一定要在医生指导下，最好选择一些久经考验的、对胎宝宝没有影响的药物。不过，对于孕妈妈来说，孕期不是绝对不能用药，而是不能随便用药，原则是根据病情需要选择用药。如果孕妈妈患病以后担心用药对胎宝宝有不良影响而拒绝使用任何药物，就有可能延误病情甚至危及生命安全。

另外，孕妈妈对于中药的使用也要特别谨慎，因为中药是复方药，对于胎宝宝的影响不容易发现。如果迷信中药补身的观念，随便到药房抓药就用，对胎宝宝可能有不良的影响，在使用中药材前，请医师诊断，以避免造成无谓的伤害。

孕期运动

在孕早期，由于胚胎刚刚种植到宫腔中，胎盘尚未完全成型，胎宝宝和孕妈妈的链接还不稳定，比较容易发生流产，因此这个阶段的孕妈妈应该注意休息，避免剧烈的运动，但适当的运动对孕妈妈和胎宝宝还是有好处的，尤其是孕中期和孕晚期时，适量的运动还是很有必要的。

孕早期进行适度的锻炼，能缓解孕妈妈怀孕以后出现的呼吸困难、下肢水肿、腰腿疼痛和便秘等症状，并有利于胎宝宝的生长发育。除此以外，适量的运动可以帮助孕妈妈把体重控制在合理的范围内。

做好热身

孕妈妈由于激素的变化会使得肌肉、关节较为松弛，运动前如果没有做好暖身，很容易在运动过程中造成肌肉、关节的拉伤。因此，孕妈妈运动前一定要做好热身运动，同时，孕妈妈这样做也能避免抽筋。

穿专用服装

因为运动专用的服装往往具有吸汗散热的功能，可避免不吸汗材质为皮肤带来的不适，有弹性的运动服装也有利于身体的活动及伸展。因此，孕妈妈运动时最好穿着运动专用服装。

强度适当

一般孕妈妈运动时心跳速率需控制在每分钟 140 下以内，如果超过此范围，孕妈妈的血流量较高，血管可能负荷不了。

控制时间

孕妈妈需在运动 15 分钟后就稍作休息，即使体力可以负荷也必须在稍微休息过后再运动。这是因为孕妈妈必须避免过度劳累与心动过速。

补充水分

孕妈妈在运动前、中、后三个阶段都要尽量补充水分，不仅能避免脱水，而且可以控制体温上升的速度，因为一旦孕妈妈体温快速上升，胎宝宝心跳也会跟着加速。

避免中暑

孕妈妈一定要避免在天气炎热和闷热时做运动，因为在过分炎热的天气下做运动，孕妈妈容易中暑，最适宜运动的温度是 26℃ ~27℃。

孕1月营养宝盒

孕 1 月，孕妈妈在饮食上应该注意营养丰富全面，保证每天的饮食结构合理。这样才能均衡膳食，保证全面营养。

★ 富含叶酸食物

为保证胎宝宝神经系统的正常发育，孕妈妈要多吃富含叶酸的食品，比如樱桃、桃、李、杏、红果等新鲜水果。此外，孕妈妈在饮食上要保证热能的充足供给，最好在每天正常需要量 2200 千卡的基础上，再加上 400 千卡。

★ 摄取微量元素

孕妈妈在补充叶酸的同时，应加强多种微量元素的摄取，因为微量元素锌、铜等也参与了胎宝宝中枢神经系统的发育。孕妈妈可以适当地吃一些香蕉、动物内脏，还有瓜子、花生、松子等坚果类食品，这些食品中富含锌元素。

★ 易消化食物

为了避免将要来临的早孕反应，孕妈妈要多吃易消化的食物，比如：粥类、面食类、水果、青菜、蛋、鱼等，千万要避免吃油腻的食物，更不能偏食肉类，因为如果偏食肉类，会使体内趋向酸性，导致胎宝宝大脑发育迟缓。

★ 坚果要适量

坚果富含蛋白质、油脂、矿物质和维生素，对人体生长发育、增强体质、预防疾病有极好的功效。最重要的是，坚果中对胎宝宝大脑神经细胞有益的维生素 B_1、维生素 B_2、维生素 B_6，维生素 E、钙、磷、铁、锌等的含量也较高，孕妈妈常吃可以补脑益智，促进胎宝宝的大脑发育。不过，孕妈妈吃坚果要适量，因为坚果油性比较大，过量食用很容易引起消化不良。

另外，孕妈妈要选择自己喜爱的食物，想吃什么就吃什么，不要拘泥于一日三餐，可以少食多餐。

孕 1 月饮食禁忌

孕妈妈怀孕一个月，因为胎儿在子宫中还未完全稳定，所以在这期间要多加注意，尤其是一些饮食禁忌，孕妈妈应该切实遵守，让胎儿健康成长。一般来说，孕 1 月的孕妈妈要忌吃以下几类食品：

1. 易引起子宫收缩的水果，以防引发不测。比如龙眼、山楂、木瓜等。
2. 腌腊制品。比如腊肉、酱菜、烟熏火腿、腊肠等。
3. 刺激性的食物，以防消化不良，孕吐更严重。比如辣椒、丁香、茴香、芥末等。
4. 性寒冷而滑利、生物碱含量大的食物，比如螃蟹、甲鱼、田螺、螺蛳、蚌肉等。因为这些食物易导致漏红、腹痛等先兆流产症状。

5 高温煎炸的食物往往含有一些致癌物质，对母体及胚胎有毒性作用。比如油条、烤羊肉串等。

6 动物肝脏。尽管动物肝脏含有多种维生素及微量元素，但在妊娠初期孕妇吃动物肝脏，可能导致胎儿畸形。

7 忌吃含咖啡因的食物，因为咖啡因是一种中枢兴奋剂，可通过胎盘屏障，影响胎儿的脑发育。比如浓茶、咖啡、巧克力等。

8 霉变、腐败的食物，如发霉的谷类、花生、摆放过久的蔬菜等。因为霉变的食物含有致癌的黄曲霉素，可导致母体的肝脏病变。

孕1月推荐食谱

怀孕1个月的孕妈妈并没有明显的感觉。但这个时期对胚胎的着床和发育至关重要，因此在饮食方面不同于孕前，孕妈妈应注重补充叶酸、铁和蛋白质。

蛋肉糕

原料 猪肉馅100克，鸡蛋1个，食盐适量，酱油1大勺，料酒1大勺，香油半小勺，淀粉1小勺，小葱适量。

功效 鸡蛋所含的营养成分全面而均衡，尤其是蛋黄中的胆碱对于胎宝宝的大脑发育非常有益。另外，鸡蛋中的优质蛋白可以储存于孕妈妈体内，有助于产后提高母乳质量。

烹制方法

（1）在肉馅中加入葱末。倒入适量酱油和料酒。

（2）调入淀粉和盐。倒入清水搅拌均匀。

（3）把搅好的肉馅用小勺在碗里按平，上面放一个鸡蛋。

（4）把蛋肉糕放入蒸锅，大火蒸15分钟即可食用。

土豆浓汤

原料

土豆200克，洋葱50克，培根适量，大蒜2瓣，鸡汤块1块，奶油少许，欧芹碎适量，黑胡椒碎适量，芝士粉适量。

功效

土豆富含淀粉、果胶、蛋白质、钾、柠檬酸、B族维生素、维生素C等。尤其土豆中维生素B_1的含量居常食蔬菜之冠。土豆中的碳水化合物能补充孕妈妈因供养胎宝宝而缺乏的糖分。另外，土豆还能有效缓解孕期带来的小腿肿胀问题。

烹制方法

（1）培根切碎。
（2）洋葱切丝，蒜切片。
（3）将土豆去皮切成小片。
（4）将培根用干锅煎出油份，盛出备用。
（5）锅中加少许油，爆香蒜片和洋葱，加入土豆片翻炒。
（6）加入适量的水和鸡汤块后煮10分钟。

虾仁豆腐汤

原料

豆腐1块，虾仁适量，鸡蛋2个，豌豆适量，胡萝卜适量，食盐少许，淀粉少许，高汤适量。

功效

虾仁富含蛋白质、钾、碘、镁、磷等微量元素和维生素A等成分，不仅可以补充孕妈妈身体中的钙、锌等微量元素，而且能够促进胎宝宝骨骼的生长和脑部发育。

烹制方法

（1）豆腐切丁，鲜虾去皮。
（2）胡萝卜切丁。鸡蛋打散。
（3）骨头汤倒锅中煮开后，加入胡萝卜、青豆、豆腐、虾仁，再倒入鸡蛋液。
（4）最后用生粉水勾芡，汤的浓稠度可根据自己的口味。

香椿芽拌豆腐

原料

豆腐 300 克，香椿芽 100 克，香油 10 克，精盐适量。

功效

豆腐含有丰富的大豆蛋白质以及脂肪酸、钙、磷、铁等矿物质以及胡萝卜素、维生素 B_2 和维生素 C，而且爽口适宜，孕妈妈在孕早期时要多食用。

烹制方法

（1）将香椿芽洗净后，用开水烫一下，挤去水分，切成细末。

（2）把香椿焯烫，时间不要长，香椿叶烫蔫即可。

（3）将豆腐切成 0.7 厘米见方的小丁，用开水烫一下，捞出放在盘内。

（4）最后加入香椿芽、香油、盐，拌匀后即可食用。

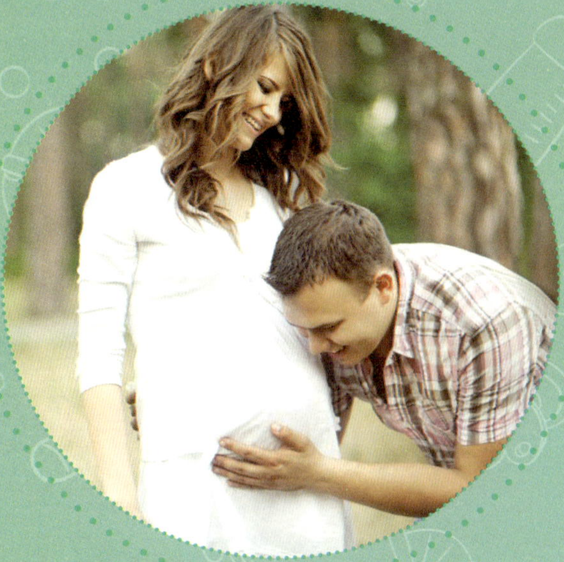

chapter 3 孕2月

宝宝长得好快啊

胎宝宝发育情况

Date：__________

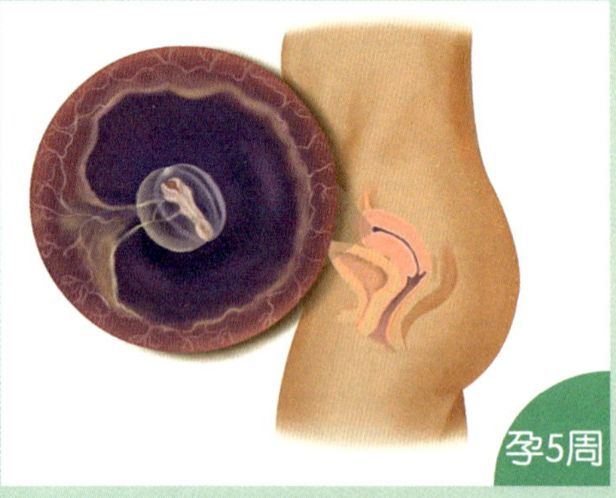

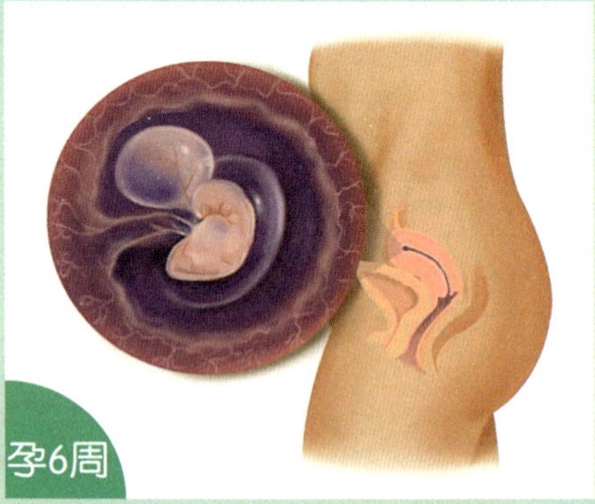

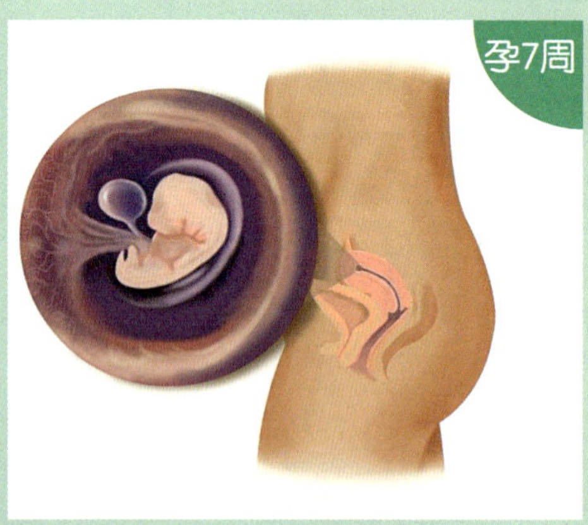

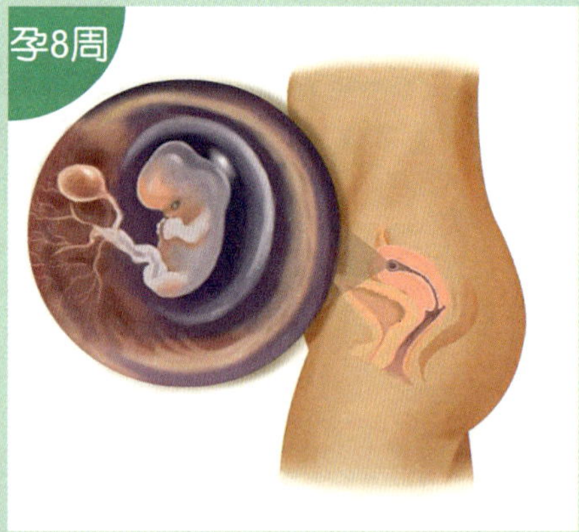

体重 4 克。

身长 3 厘米。

五官 大脑发育很快。人脸的模样基本形成。眼睛、耳朵、嘴大致出现，但眼睛长在两侧，鼻部开始膨起，外耳有了小皱纹。

四肢 胎宝宝骨骼处于软体状态。基本骨架形成。四肢比 1 月有了进步。头、身体、手脚开始有区别，尾巴逐渐缩短。手、脚分明，长出 5 个手指和 5 个脚趾，指尖长和指甲部分也能看出来。

器官 神经管鼓起，骨头处于软骨状态，有弹性。肺、肠、心脏、肝脏等内脏初具规模，特别是肝脏明显发育。羊水生成，胎盘和脐带开始形成。脑神经出现。

胎动 胎宝宝只能算“胚芽”，没有胎动。

孕2月，孕妈妈的生理反应

在怀孕6周左右的时候，孕妈妈可能会出现恶心呕吐、头痛、疲劳、食欲不振、乳房触痛等一系列反应。这些怀孕前期的症状统称为早孕反应。但不是所有孕妈妈都会经历这些早孕的症状，也不是所有孕妈妈的这些症状都会非常明显。

恶心呕吐

孕期恶心呕吐也叫“孕吐”，有时也被叫作“晨吐”，因为恶心的感觉在早晨最为严重，然后逐步减轻。但是，这种感觉也可能会随时袭来，持续一整天时间。

头痛

紧张性头痛在怀孕早期很常见，一般表现为头部两侧或颈部后侧的压迫性疼痛或持续钝痛。如果孕妈妈以前一直容易患紧张性头痛，那么在怀孕期间头痛症状会变得更明显一些。

疲劳困倦

怀孕使得孕妈妈全身紧张，会感觉特别累。恶心和呕吐也会消耗孕妈妈的精力。另外，因为尿频需要频繁起夜上厕所，孕妈妈就不会睡得像孕前那样踏实，睡不好觉也会加重疲劳感。

乳房触痛

孕期激素水平的改变会使得孕妈妈血流量增加，乳房组织发生变化，这可能会让孕妈妈感到乳房肿胀、酸痛，有刺麻感，并对触碰异常敏感。

食欲不振

孕期激素水平的巨大变化对孕妈妈的味觉和嗅觉产生了强烈影响，从而造成食欲不振、厌食油腻性食物，也许孕妈妈还会对某种口味有特别的偏好，比如酸的或辣的。

孕妈妈情绪更糟糕

孕妈妈怀孕后，由于生理上的变化，可能会变得烦躁不安、爱发脾气，准爸爸要给予理解和体贴，陪伴孕妈妈一起来度过这一段特殊时光。

★ 抑郁症的症状

（1）不能集中注意力。

（2）十分焦虑，很容易发怒。

（3）睡眠不好，极易疲倦，或者有持续的疲劳感。

（4）总是想吃东西或者没有任何食欲。

（5）对什么都提不起兴趣，总是没有精神。

（6）情绪持续低落，总是想哭。

（7）情绪波动很大，喜怒无常。

★ 孕期抑郁症对策

（1）焦点转移：孕妈妈面临不愉快的事件时，要学会转移焦点。不仅注意力要转移，还可以身体力行地参与力所能及的愉快活动。

（2）行为调整法：孕妈妈不适于做剧烈的运动，但做一些适当放松的活动是非常必要的，例如深呼吸、散步、打坐、冥想、听舒缓优美的音乐等。

（3）倾听宣泄法：找好友或亲人交流，大哭一场也无妨，将不好的情绪都宣泄出来。

（4）自我鼓励法：多看自己的优点，多看事物的好处，多想事情可能成功的一面。

（5）食物治疗法：多搭配吃一些清淡食物，多吃新鲜的蔬菜水果，多喝温开水，自内向外调整身心状态。

了解孕期产前检查

产前检查顾名思义就是生产前的检查，又称围产保健，能帮助孕妈妈及时了解自己身体情况及胎宝宝的生长发育情况，从而保障母亲和胎宝宝的健康和安全。产前检查的目的在于查看胎宝宝发育和孕妈妈的健康情况，以便于及时发现问题，及早进行纠正和治疗，使孕妈妈和胎宝宝能顺利地度过妊娠期和分娩期。孕妈妈接受定期产前检查可大幅度降低分娩的危险性。

1 产前检查可以发现孕妈妈身体的某些疾病。如果这些疾病使孕妈妈不适合怀孕，可以及时做人工流产。

2 经过定期检查，可以了解胎宝宝发育和母体的生理变化，如果发现不正常的状况，孕妈妈能及时得到治疗。

3 通过产前检查，孕妈妈可以从医生那里获取有关孕期的生理卫生、生活和营养方面的知识，了解产前、产后应注意的问题以及正常分娩的常识。

4 经过系统检查，可以预测孕妈妈分娩时有无困难，并决定分娩方式及地点，从而可以减少产时或产后的危险因素，保证生育安全。

孕早期可做的运动

孕妈妈在怀孕期间进行适当的运动，对胎宝宝和自身都有很多好处。一方面运动可以为孕妈妈大脑提供充足的氧气和营养，促使大脑释放脑啡肽等有益物质，通过胎盘进入胎宝宝体内，从而促进胎宝宝生长发育。另一方面，对孕妈妈而言，运动能促进血液循环和新陈代谢，增强心肺功能，有助睡眠和减轻腰腿酸痛，预防或减轻下肢水肿。

多做有氧运动

孕早期刚刚着床的胚胎还不是很稳定，孕妈妈运动时，怎么舒服就怎么做，但不要剧烈运动，否则会发生流产。对于一些有节奏性的有氧运动可以平均每天定时做一两项，比如游泳、瑜伽、健身操、爬楼梯等。

另外，孕妈妈在不疲劳的前提下也可以做一些日常家务，比如擦桌子、扫地、洗衣服、买菜、做饭等都可以适量做一些。孕妈妈做家务不仅锻炼了身体，还可以调剂生活。但如果孕妈妈反应严重，呕吐频繁，就要减少或停止做家务活。

要避免的运动

不论是做家务还是运动，孕妈妈都应该以轻松、缓慢的方式进行，剧烈的运动要尽量避免。而且孕妈妈这个阶段应该注意不要骑自行车，骑自行车时腿部用力的动作过大会引起流产。同时，孕妈妈也不要晾衣服，因为晾衣服是向上伸腰的动作，肚子要用很大的力气，长时间这样做有可能引发流产。

孕妈妈可以旅行吗

现代社会，很少有孕妈妈一直待在家中，由于工作原因，有些孕妈妈需要出差，要做长途的旅行。其实，事实上孕妈妈在妊娠期间完全可以外出旅行的，只不过出门前需要做好各种准备工作，避免途中发生危险。

★ 做好身体检查

旅游之前应做好身体检查，并参加旅游平安险。孕妈妈应先去医院妇产科看医生，确定自己的身体状况良好，医生觉得旅游无大碍，方可出行。不过，孕妈妈旅游时也要带着自己的病历，万一需要时可马上参考，不至于发生误诊。

★ 做好旅行计划

孕妈妈在旅行前做好旅行计划，选好目的地很重要。对孕妈妈来说，应避免去交通不便、卫生差或传染病盛行的旅游地区。而且孕妈妈出发前必须查明旅游地区的天气、交通、医疗与社会安全等状况。孕妈妈还要避免去人多杂乱、道路不平的地方。

旅游路线千万要尽量避开热线，选一些不太热门但是安全的线路出行，避开大城市，感受大自然的恩赐。热点旅游线路不但会造成飞机和火车购票、找旅馆安排住宿的困难和就餐服务水平下降，还会因旅游景点人流过多、声音嘈杂会影响到孕妈妈的情绪。

★ 事先安排好衣食住行

旅游中的衣食住行要事先安排好，千万别忘记携带必备药品。孕妈妈衣着以穿脱方便的保暖衣物为主；如果天气炎热，帽子、防晒油、润肤乳液则不可少；找到一双行走方便舒适的鞋，最好是平底鞋；托腹带与弹性袜也要带，可帮助孕妈妈减轻不适；为防不时之需，孕妈妈还要多带纸内裤。

孕妈妈还应避免吃生冷、不干净或吃不惯的食物，以免出现消化不良。住宿应选择卫生环境和安全状况良好的饭店。回到房间如果觉得双脚疲累，可抬高脚休息或按摩放松。如果身体不适，最好有家人或朋友留在饭店陪伴休息。

★ 旅游出行百宝箱

旅游前，除一般要携带的旅行物品外，对于孕妈妈来说，还应该带上孕产资料、个人卫生用品、备用药品、快捷的营养补充剂等。如果万不得已必须单独旅行时，先在护照内夹附怀孕状况及紧急联络人等资料，以便于紧急时让救护人员尽快掌握状况，让发生意外的概率降至最低。

另外，孕妈妈旅游出行最好带上零食。由于舟车劳顿，时间上的不可掌控性使得孕妈妈更容易饥饿，因此在旅行中应事先准备些小零食来备不时之需。

避开感染源

孕妈妈如果生病或是感染了某些疾病，也不用太过担心，因为大多数宝宝是不会被伤害到的。但是有些感染可能会通过胎盘或是在生产的时候转移到宝宝体内。而且，如果是在怀孕期间感染某些疾病，可能会导致早产等。因此，孕妈妈尽可能避开感染源，减少生病以及降低传染机会。

单纯疱疹病毒

单纯疱疹病毒分为Ⅰ型和Ⅱ型，其感染途径主要通过分泌物和与易感染的人密切接触。一般来说：Ⅰ型病毒多侵袭腰以上部位，引起如口唇疱疹、疱疹性湿疹、口腔炎、角膜结膜炎等疾病。Ⅱ型病毒多感染腰以下部位，引起生殖器疱疹，它主要通过性生活传播，并可能与宫颈癌有关。

因为Ⅰ型和Ⅱ型病毒均可引起脑膜炎和皮肤疱疹。孕妈妈在妊娠期间感染了HSV，可引起胎宝宝先天性感染。新生儿感染的主要途径是出生过程中接触母亲生殖道分泌物所致。为了减少胎宝宝和新生儿的感染，孕妈妈应作HSV血清学检查，尽量避免在HSV感染期间受孕或生产。

风疹病毒

风疹为气候温和地区的地方性疾病，发病高峰为春季至初夏。风疹病毒可通过呼吸道传播，以鼻咽分泌物为主要传染源。孕妈妈妊娠期间感染风疹病毒，可造成死胎、自然流产或严重的婴儿畸形。

因此，孕妈妈应在妊娠早期对风疹病毒进行血清学检测：如果IgGAb阳性而IgMAb呈阴性，表示孕妈妈以往感染过风疹病毒。如果IgGAb和IgMAb全部为阴性，表示孕妈妈从未感染过风疹病毒。

巨细胞病毒

巨细胞病毒感染后的临床表现与孕妈妈的个体免疫能力和年龄有关。孕妈妈感染巨细胞病毒后，会通过分娩或通过母乳喂养使新生儿也受感染；大多数新生儿感染巨细胞病毒后多无不良反应，但对早产儿和体弱儿有较大的危险，以神经肌肉受损为主要特点。

因此，孕妈妈要进行早期宫内感染筛查，如果血清IgM抗体检测结果阳性，就要进行重复测定。而且对已经确定有感染的孕妈妈，无论有无宫内感染证据，都要积极治疗。如果经过治疗效果却不明显，就要做胎宝宝宫内产前感染诊断，以确定胎宝宝是否有宫内感染。对于确定有宫内感染的孕妈妈，可采取宫内给药治疗，或终止妊娠。

预防早期流产

临床上，把发生在孕12周以前的流产叫作早期流产。早期流产的常见症状是有不规则的阴道流血及下腹部坠痛。严重时阴道会流出大量的血块或妊娠物，这种情况非常危险，要引起孕妈妈的特别注意。

注意休息

孕妈妈要充分休息，切勿过度劳累。不要做过重的体力劳动，尤其是增加腹压的负重劳动，如提水、搬重物等。

防止外伤

孕妈妈出门最好穿平底鞋，孕期尽量不要外出旅游，还应避免振动的工作环境，做家务时避免危险性的动作，如登高等。

保持良好的饮食习惯

孕妈妈的饮食营养要均衡，远离烟酒，不吃辛辣的食品；而且尽量少食多餐，必须保持大便畅通，避免肠胃不适。维生素E具有保胎作用，孕妈妈应多摄入富含维生素E的食物，如松子、核桃、花生等。

节制性生活

性生活时腹部受到的挤压和宫颈受到的刺激均会诱发宫缩。因为在孕早期，胎盘的附着尚未稳定，宫缩非常容易导致流产，所以孕妈妈妊娠早期应禁止性生活，妊娠中期虽然可以进行适当的性生活，但次数应减少。另外，性生活时不宜做剧烈的动作。

保持愉悦

鲜牛奶可以帮助孕妈妈稳定情绪，还能预防骨质疏松。另外，橘子、芹菜等高纤维的蔬菜水果，既去火又补充维生素，并且还能让孕妈妈心情愉快起来。

慎重特殊流产

特殊流产主要包括稽留流产、习惯性流产和流产感染。因为这三种特殊流产有可能导致极为严重的后果，所以，孕妈妈要特别小心对待，千万不能忽视。

稽留流产

稽留流产指胚胎或胎宝宝虽然还存留在子宫腔内，但已停止发育乃至死亡，而死亡后的胚胎或胎宝宝尚未自然流产排出。孕妈妈的外在表现为早孕反应消失，子宫不再增大反而缩小。孕妈妈如果是妊娠中期发生稽留流产，则表现为胎宝宝胎动、胎心消失，检查时宫颈口未开，子宫较停经周数小，腹部也不见增大，质地不软。

习惯性流产

习惯性流产指自然流产连续发生 3 次或 3 次以上。习惯性流产往往每次流产都发生在同一妊娠月份，而流产过程一般与普通流产没有什么不一样。早期习惯性流产的原因常表现为黄体功能不足、甲状腺功能低下、染色体异常等。一般宫颈内口松弛的习惯性流产多无自觉症状，但孕妈妈如果注意产前检查，则可以有效地应对和处理此种情况。

流产感染

流产过程中，如果孕妈妈阴道流血时间过长，并有组织残留于宫腔内，都有可能引起宫腔内感染，严重时感染可扩展到盆腔、腹腔乃至全身，诱发盆腔炎、腹膜炎、败血症及感染性休克等。

警惕日常生活中的隐患

作为特殊群体，孕妈妈的日常生活比孕前有了很大变化。为了给胎宝宝创造一个健康的成长环境，避免出现意外，孕妈妈一定要警惕日常生活中的隐患，否则，会给自身或胎宝宝带来危害。

1 孕妈妈尽量不要把手直接浸泡在冷水里，尤其是在冬天和春天更应该注意。早孕反应较重时，暂时不要下厨，以免烹调气味引起反胃，加重恶心。

2 不要登高，不要抬重的东西，不要让工具压迫肚子，给家具擦灰的时候，尽量不弯腰。

3 扫地的时候手握住笤帚或吸尘器的把手，斜着放在身前。一条腿朝前迈一小步，稍微歪曲，另一条腿伸直，上身朝前倾斜一点。避免颈部和腰部用力。收拾垃圾时，要使用长把的簸箕。

4 晾衣服的时候，不要向上伸腰，要先把晾衣竿降到合适的位置再挂衣物。

5 如果外出购物，要在人少的时候去商场和市场，以防受挤，还要注意上下楼梯的安全。发生流行感冒时期，不要去购物，以免被传染感冒。

6 孕妈妈在做家务时最好不要长时间站立，干活15~20分钟后，就要休息10分钟左右。

7 熨衣服要在高矮适中的台子上进行，并坐在合适的椅子上，不可站立熨衣服。

眩晕，切莫忽视

孕妈妈常有晕眩是正常的现象，其原因是子宫扩大令血管所受的压力增加，导致血量供应不足，这样就会出现晕眩。其他因素还包括荷尔蒙变化引致水肿，或者因过长时间未有进食，以致血糖偏低而引起晕眩。另外，妊娠期孕妈妈的血压较低，很可能也会感到头晕眼花，站不稳。

★ 低血糖

孕妈妈怀孕后新陈代谢加快，胰岛血流量比孕前增多，所以，胰岛生理功能非常旺盛，孕妈妈血中胰岛素水平偏高，以致血糖偏低，从而出现头晕、心悸等症状。孕妈妈出现因血糖低引发的眩晕时，在饮食上可以多吃一些牛奶、鸡蛋、肉粥、蛋糕、糖水喝面条等高蛋白、高脂肪和高碳水化合物的食物。而且出门活动时还可随身携带些饼干、糖块、糖水和水果等方便食品，以便一旦出现低血糖症状时立即进食，使低血糖症状及时缓解。

★ 低血压

妊娠早、中期间胎盘形成，分流了一部分血液，导致孕妈妈血容量略有所下降。由于血压下降，可导致大脑供血不足，从而出现头晕、眼花和眼前发黑等症状。孕妈妈发生因血压低造成的头晕时，可以多喝开水，以增加血容量；而且孕妈妈锻炼时应避免出汗，冲澡时应避免水温过高，以防血管扩张引起血液下降。

★ 生理性贫血

孕妈妈妊娠 6 周时，血容量开始增多，到 34~36 周达到高峰，由于血浆的增多与红细胞的增加，血液相对稀释，红细胞数和血红蛋白相对下降而导致生理性贫血，以致出现头晕、眼花和无力等症状。孕妈妈出现因生理性贫血引发的眩晕时，可以多吃一些富含铁质的食物，如动物血、动物肝脏、瘦猪肉、鸡蛋黄、鹅肉、菠菜、菜花、芥菜、海带、黑木耳和花生等，必要时可在医生的指导下补充铁剂。

缓解早孕反应的饮食计划

孕 2 月，孕妈妈呕吐频繁，吃什么吐什么，体重明显下降。为了缓解早孕反应，孕妈妈可以从饮食上加以调节，以保证孕妈妈的营养。

少食多餐，避免空腹

孕妈妈不要拘泥于进食时间，只要想吃就可以吃，不用考虑食物的营养，也不必强求每餐的分量。随意进食，这样反倒能增进食量。当然，也不要暴饮暴食。

食物清淡，符合口味

有的孕妈妈喜欢吃酸的，有的喜欢吃辣的，因此要根据孕妈妈的口味选择烹调方法。尽量不吃太咸、油腻或有特殊气味的食物。所以，食物的烹调应以炒、炖和清蒸为主。

饮食多样，比例适当

孕妈妈每天要保证各类食物的摄入量和适当比例。所以，最好每天三餐的食物品种不同，每周的食物品种也不重复，这样才能达到营养均衡。

零食适量

饼干、面包及苏打饼等食物可降低孕妈妈孕吐的不适。孕妈妈早上起来之前吃一两块饼干可以有助于防止呕吐。酸奶较热牛奶的气味小，有止吐作用，又能增加蛋白质的供给量，孕妈妈可适量食用。

正确喝水

孕妈妈吃完点心后，应该过一个小时再喝水。尽量把喝水的时间安排在正餐之间，不要一次喝得太多，否则胃撑满了会没食欲。正确的方法是每天经常性地喝水，争取每天喝水量达到1.7升左右。如果孕妈妈吐得很厉害，可以喝一些含有葡萄糖、盐和钾的运动饮料，来补充流失的电解质。

多吃水果

孕妈妈要多吃水果，水果比甜食更有止吐的效果。比如，香蕉可帮助孕妈妈补充体内电解质。另外，姜可以帮助孕妈妈有效缓解呕吐，孕妈妈可以适当吃点，并没有危险。

孕 2 月营养宝盒

孕 2 月是胎宝宝器官形成的关键期，此时胎宝宝的脑部开始发育，需要充足的营养供应，否则容易引起流产、死胎和胎宝宝畸形。这时孕妈妈所需要的营养，除了补充叶酸和蛋白质，还要加强钙和维生素 D 的补充。

蛋白质

在孕2月，孕妈妈每天的蛋白质供给量以80克左右为宜。对于蛋白质的摄入，孕妈妈不必刻意追求一定的数量，顺其自然就好。但是，一定要注意保证质量。孕妈妈可以多食用一些豆制品和蘑菇等食品，也可以多吃一些杏仁、核桃仁、榛仁之类的坚果，有助于补充蛋白质，有利于胎宝宝的大脑发育。

碳水化合物和脂肪

在孕2月，孕妈妈早孕反应比较严重，应该抓住任何可以进食的机会，当然还可以适当吃一些巧克力、果铺、干果等食品。如果孕妈妈实在不愿意吃脂肪类食物，就不必勉强自己，对那些富含淀粉的食品不妨多吃一些，以提供必需的能量。此外，豆类食品、蛋类、奶类也可以补充少量脂肪。

维生素

维生素是人体必需的营养物质，也是胎宝宝生长发育必需的物质，特别是叶酸、B族维生素、维生素C以及维生素A是这个时期必须补充的。孕妈妈应当多吃各种新鲜的蔬菜、谷物、水果等，以保证摄入充足的各类维生素。

孕2月饮食禁忌

作为特殊群体，孕妈妈一定要注意自己的饮食，吃东西应该特别小心。一般来说，孕2月的孕妈妈要忌吃以下几类食品：

1. 易引起子宫收缩的水果，以防引发不测。比如龙眼、山楂、木瓜等。

2. 太过油腻辛辣的食物，以防消化不良，孕吐严重。比如辣椒、丁香、茴香、芥末等。

3 性寒冷而滑利、生物碱含量大的食物，这些食物易导致漏红、腹痛等先兆流产症状。比如螃蟹、甲鱼、田螺、螺蛳、蚌肉等。

4 油炸食品。比如薯片、薯条等，这是因为油炸食品经高温处理后，食物中的维生素和其他多种营养素均受到很大程度的破坏，营养价值明显下降，加之脂肪含量较多，食后很难消化吸收。

孕 2 月推荐食谱

孕妈妈怀孕 2 个月，胎宝宝大脑已形成，这个时候是胎宝宝器官发育的时期。孕妈妈开始出现呕吐、食欲不振等早孕反应的状况。因此，孕妈妈在饮食上要注意补充充足的叶酸、蛋白质，避免吃一些具有收缩子宫、寒性的食物。

绿豆南瓜粥

原料 南瓜 500 克，绿豆 50 克。

功效 南瓜含有丰富的淀粉、蛋白质、胡萝卜素、B 族维生素、维生素 C 和钙、磷等成分，不仅能促进胎宝宝的脑细胞发育，而且可以帮助孕妈妈防治妊娠水肿、高血压等孕期并发症，促进血凝及预防产后出血。

烹制方法

（1）绿豆用水洗净，加入食盐少许搅拌均匀，腌制几分钟后用清水冲洗干净。

（2）南瓜去皮、瓤，用清水洗净，切成块待用。

（3）锅里加水烧开后，先下绿豆煮沸 2 分钟，淋入少许凉水，再煮沸。

（4）将南瓜入锅，盖上锅盖。

（5）用文火煮沸约 30 分钟，至绿豆开花，加入少许食盐调味即可。

苹果什锦饭

原料

白米饭1碗，苹果1个，火腿3片，西红柿1个，青豆、玉米粒各少许，芹菜1根。

功效

苹果富含多种维生素和锌，不仅利于胎宝宝智力发育，而且还可以有效缓解孕妈妈的妊娠反应，减轻孕期水肿等症状。

烹制方法

（1）苹果洗净，切丁，用盐水泡过。
（2）西红柿洗净，切块，火腿切小块。芹菜去叶洗净切丁备用。
（3）将芹菜丁放锅内炒香，加苹果丁、红柿、火腿、芹菜及青豆仁、玉米粒、调味料翻炒。
（4）锅中放进熟米饭，大火迅速炒匀，即可食用。

鲜虾担担面

原料

猪肉300克，面条250克，洋葱4个，虾250克，绿豆芽20克，鸡蛋2个，食盐、冰糖各适量、葱1小匙，生抽、老抽、蚝油、胡椒粉各适量。

功效

虾米富含蛋白质、钾、碘、镁、磷等微量元素和维生素A等成分，不仅可以补充孕妈妈身体中的钙、锌等微量元素，而且能够促进胎宝宝骨骼的生长和脑部发育。

烹制方法

（1）肉切小丁后粗斩成肉馅，红葱头切片，锅内1大匙油，冷油放入红葱头片爆至金黄色，加入猪肉馅，小火煸炒约5分钟至出油。

(2) 将猪肉馅装入小锅内，放入熟鸡蛋及所有调味料，加水，用中火煮开后，转小火加盖煮约25~30分钟，至肉剩少量汤汁。
(3) 鲜虾洗净备用，锅内1小匙油，冷油放入虾头及虾壳，姜片炒至变色，加水煮至汤色转微白。撇去泡沫，加入盐，白胡椒粉调味。
(4) 锅内放少量盐，烧开水，放入面条煮熟，捞起备用。剩下的面汤，分别将虾仁、豆芽菜烫熟。
(5) 最后将面条放入虾高汤，淋上卤肉燥即可食用。

姜汁菠菜

原料

菠菜500克，姜25克，精盐、酱油、醋、味精、芝麻油各适量。

功效

菠菜含有丰富的铁质，能帮助孕妈妈有效改善缺铁性贫血。而且菠菜富含膳食纤维、维生素C、维生素E，能帮助孕妈妈有效预防便秘和痔疮，排除毒素。

烹制方法

(1) 菠菜用沸水烫一下，捞出沥水。
(2) 将菠菜淋芝麻油拌匀。
(3) 将姜去皮，切成细末。
(4) 加盐、酱油、醋，味精调成姜汁。吃时夹菠菜蘸姜汁。

糖醋胡萝卜

原料 胡萝卜 250 克，白糖 25 克，米醋 13 克，精盐、香油各适量。

功效 胡萝卜能增进食欲，缓解孕妈妈妊娠呕吐，适合孕妈妈孕早期食用。

烹制方法

（1）将胡萝卜洗净，用刀刮去皮，切成细丝。

（2）将胡萝卜丝放小盆内，撒上精盐拌匀。

（3）把盐渍的萝卜丝用清水洗净，沥干水，放入碗内。

（4）加入白糖、醋、香油拌匀放入盘内即可食用。

chapter 4 孕3月

孕妈妈害喜更重了

胎宝宝的发育情况

Date：________

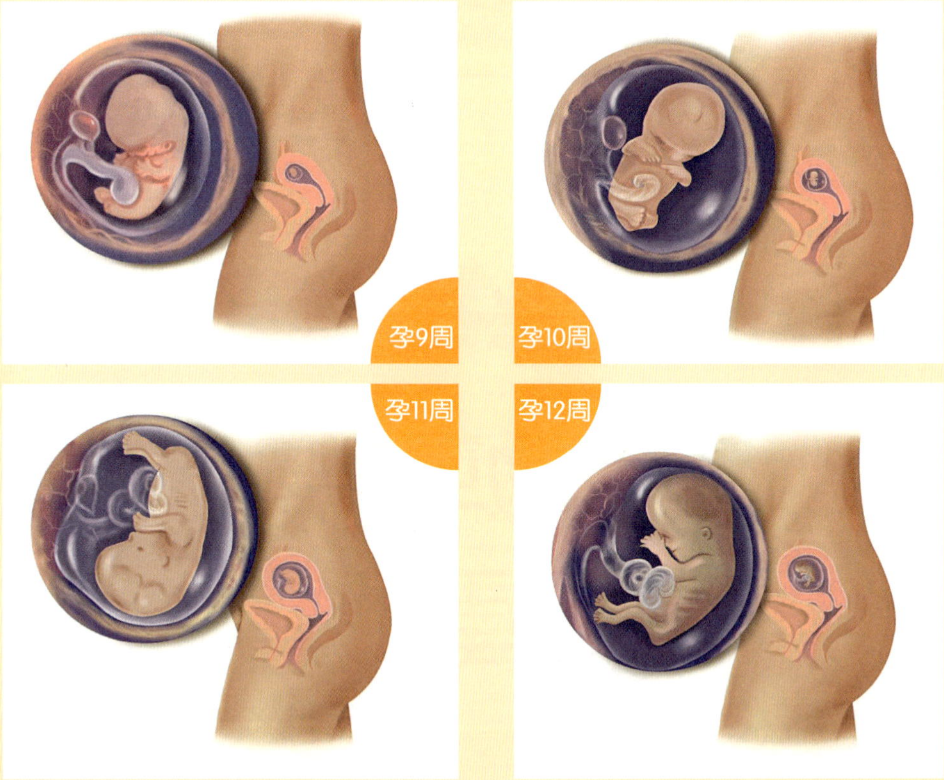

体重 30 克左右。

身长 9 厘米。

五官 头明显的大，几乎占了整个身体的一半。脑细胞发育大致完成。下颌和脸颊发达。已经长出鼻子、嘴唇四周、牙龈和声带等。眼睛上已长出眼皮，眉毛、耳朵已经成形。

四肢 躯干和腿都长大了，身体的雏形已经发育完成。已经是一个小人的模样了，尾巴完全消失。大部分肌肉正在逐渐具备完整形态，手和脚已经能够活动。手指、脚趾成形。手指和脚趾已经完全分离，一部分骨骼开始变得坚硬，并出现关节雏形。

器官 骨骼开始逐渐变硬（骨化），内脏器官的发育基本完成，心脏已经形成，内生殖器的分泌功能活跃。脊椎、间脑、中枢神经系统形成。胎宝宝维持生命的器官已经发育成熟。胎宝宝可通过脐带吸收氧气和营养。

胎动 胎宝宝可以正式称为“胎宝宝”，可在羊水中自由转动。胎宝宝在子宫内开始做吸吮、吞咽和踢腿动作。

孕 3 月，孕妈妈的生理反应

在怀孕 10 周左右的时候，孕妈妈这时已经到了妊娠反应的后半期，早孕反应会持续一段时间。主要表现在：

子宫如拳头般大小

怀孕第 3 个月，孕妈妈的子宫如准爸爸拳头般大小，但肚子从外表看隆起仍然不明显。

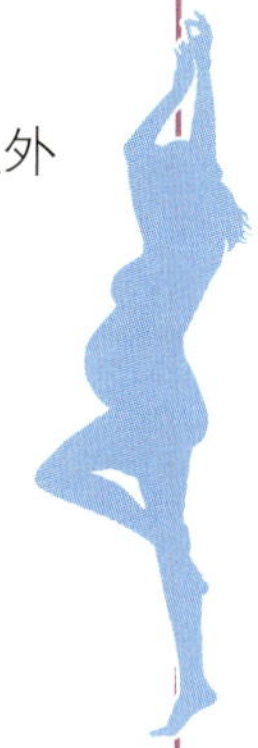

阴道分泌物增加

孕妈妈阴道的分泌物，也就是白带比平时也有增多，颜色通常为无色或淡黄色，有时为浅褐色，有时候则出现外阴瘙痒及灼热症状。

早孕反应强烈

孕妈妈早孕反应持续，并在孕 10 周前后达到一个高峰，然后慢慢消退，孕 3 月末基本就会停止了。有的人早孕反应会比较强烈，几乎吃什么吐什么，有的孕妈妈因此体重不增反减。这种情况并不需要过分担心，除非体重出现异常，或者呕吐不止，需要尽快去医院查明原因。

情绪不稳定

由于受荷尔蒙变化的影响，孕妈妈的情绪可能会变得不稳定或者有些健忘。这些现象都很正常，没必要过分担心。这些反应其实是人体自身变化的一种保护。

胀气、便秘或腹泻

由于直肠受到压迫，孕妈妈往往会在这个阶段精神忧郁，情绪变化剧烈，易出现胀气、便秘或腹泻。

乳房变化

孕妈妈的乳房除了胀痛外，还会进一步变大，乳晕和乳头色素沉着更加明显，颜色也有点变黑。

孕3月，孕吐最严重

孕吐是一种正常的早孕反应，孕妈妈如果恐惧妊娠或者精神紧张、情绪变化剧烈，孕吐会更厉害。另外，如果孕妈妈的胃在孕前就不很好，也容易发生剧吐。还有孕妈妈如果缺乏维生素，尤其是维生素 B_6 缺乏，也易导致妊娠剧吐。

★ 膳食原则

孕妈妈应以高蛋白、营养丰富、少油腻、易消化吸收为饮食原则。选择食物要以促进食欲为主。日常饮食要尽量迎合孕妈妈的喜好，同时不要忌口太多，以保证母体能获得充足的营养供给。

1. 选择易消化的食物

孕妈妈要吃一些粥、面包、馒头、苏打饼干、花生等食物，可以减少呕吐现象。但不宜食用油腻、油炸、辛辣等不易消化和刺激性强的食物，以防消化不良或便秘而造成先兆流产。

2. 饮食时间与方式

对于妊娠反应较重的孕妈妈来说，不要拘泥于固定的进食时间。孕妈妈可以想吃就吃，要少食多餐。

3. 补充维生素

孕妈妈不能因妊娠反应不吃或少吃。对于妊娠反应严重的孕妈妈来说，可适当加服维生素 B_1、维生素 B_6，以帮助增进食欲，减少不适感。如果孕妈妈孕吐严重，甚至完全不能进食，则有必要通过静脉注射来补充营养。

★ 培养好习惯

孕妈妈在孕期要养成好的生活习惯，可以减轻怀孕之苦。

1. 远离刺激性气味

孕妈妈不要接触一些易产生刺激性气味的物体，也要尽量避免到人员密集、混杂且空气流动性差的场所去，如车站、商场、超市等。

2．多喝水

孕妈妈饮用大量的水不仅能使身体的代谢增加，而且会降低血液中激素的浓度，以减轻身体的不适。孕妈妈在饭前可少量喝水，饭后再多饮水，也可以通过吃流质食物来补充水分。

3．多休息

孕妈妈在感觉到恶心时，最好休息一下，等感觉好些时，再起身走动走动。

4．适当运动

天气好的时候，孕妈妈要多走动走动，恶心的状况会有所减轻。平时如能够练习强度适中的瑜伽，也能够帮助孕妈妈减轻孕吐。

孕妈妈出现“气短”

随着孕期的进展，许多孕妈妈都会出现“气短”现象，稍微活动便感觉自己需要呼吸更多的氧气。其实，这是一种正常现象。因为怀孕期间激素会增加，尤其是黄体酮会增加不少，可直接影响孕妈妈的肺，并刺激脑部呼吸中枢，造成气短。

避免体重过度增加

孕妈妈要保证健康、均衡的饮食，要给宝宝提供所有必需的营养，同时，要避免在孕期增重过多。而且少吃高脂肪、高盐和高糖的食物，因为这类食物会增加体重，并使孕妈妈喘不过气来的现象更严重。另外，孕妈妈每天应当多喝水，并减少摄入咖啡因和其他导致尿频的饮料，以免脱水。

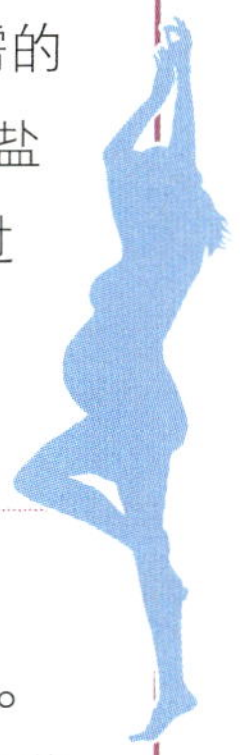

补充铁矿物质

孕妈妈要多吃富含铁的食物，比如瘦肉、深绿色蔬菜和深色水果，并确保摄入充足的维生素C，以帮助吸收食物中的铁。同时，适当食用深色外壳的豆类，如红腰果或花斑豆，因为这些食物可能会影响从其他食物中吸收铁的能力。

适当运动

孕妈妈运动不要过量，避免累得喘不过气来，以至于头晕眼花。另外，孕妈妈在购物、布置家里或做家务时多请人帮忙，不必为一些不重要的事情透支了体力。

乳房开始持续增长

孕妈妈在整个妊娠期内，乳房都会持续增长，甚至有的孕妈妈的乳房增长了三倍。一般来说，孕妈妈生下孩子后乳房就开始“缩水”，变得松松垮垮且耷拉下来，主要原因是孕妈妈在怀孕期间没有对乳房保养引起足够的重视。

胸罩大小合适

孕妈妈无论乳房孕前如何坚挺，为预防产后变形，失去弹性，必须每天穿戴胸罩给乳房提供良好的支撑。而且选择大小合适的胸罩十分重要，太紧会压迫乳房，影响乳腺的正常发育；戴得太松则起不到保护乳房的效果。

按摩乳房

孕妈妈每天护理乳房时除用手轻柔地按摩乳房，以促进乳腺发育外，还可以涂些天然护肤油，既能保护皮肤又能减小乳房摩擦力。

清洗乳头

孕妈妈可以用植物油（橄榄油、麻油、豆油）或矿物油（液状石蜡）涂敷乳头，使乳头表面的积垢和痂皮变软，再用肥皂和热水洗净。

热敷

孕妈妈怀孕后乳房在增大的同时会发生肿胀甚至疼痛的情况，可采用热敷、按摩等乳房护理方式来缓解疼痛。

纠正乳头内陷

孕妈妈发现乳头内陷后，可以每天做这样的动作：一只手的手指压紧乳晕两侧，另一只手将乳头轻轻向外提，也可以在乳头两侧和上下轻轻推动，将乳头挤出。

孕妈妈出现“便秘”

孕妈妈孕期中会发生妊娠便秘，多发于妊娠晚期，其表现是经常几天没有大便，甚至是1~2周都不能顺利排便，从而导致孕妈妈腹痛、腹胀发生。便秘经常被孕妈妈所忽略，但它的危害不容小视，严重的便秘会导致肠道梗阻，以致发生早产，危及母婴健康。一般来说，孕妈妈预防便秘，可以从改变生活习惯、调整饮食结构、增加运动量等方面加以调整。

养成定时排便

每日定时排便，形成条件反射，建立良好的排便规律。养成早上起来或早餐之后定时排便的习惯。早餐后1小时左右是最佳的排便时间。有便意时一定要及时如厕，不要忽视便意，更不要强忍着不便。另外，孕妈妈如厕的时间不宜过长，否则容易导致腹压升高，给下肢回流带来困难。

补充水分

孕妈妈平时要多喝水，同时还要掌握喝水的技巧。比如，每天在固定的时间内喝水，并且大口大口地喝，但不是暴饮。这样的喝水方法能让水尽快到达结肠，能使粪便变得松软，容易排出体外。另外，孕妈妈最好每天早上空腹喝一杯凉白开水。

适当运动

适当的运动能加强肠胃蠕动，防止食物在体内堆积时间过长，促使孕妈妈产生便意。否则，长时间不活动会致便秘情况变得更严重。所以，孕妈妈平时要适当运动。

保持好心情

烦躁的心态也可能导致便秘，孕妈妈要合理安排自己的工作和生活，保证充足的休息和睡眠，保持积极乐观的心态也能帮助预防便秘。

多食高纤维食物

孕妈妈每天要保证富含纤维的食物的进食，因为这类食物能帮助孕妈妈促进消化液分泌、加强肠蠕动、缩短食物消化时间。

孕妈妈情绪变得反复无常

孕妈妈在怀孕期间一定要保持良好而又稳定的情绪。因为孕妈妈的生理功能、身体质量与健康状况容易随情绪的变化而变化，而且这又会直接或间接地对胎宝宝的生长发育产生影响。所以，必须引起孕妈妈足够的重视。

观看喜剧影视或书籍

看喜剧电视或者看有趣味的书都可以帮助孕妈妈调节情绪，忘掉不愉快的事情，同时大声笑也有助于舒缓紧绷的神经。

做喜欢做的事情

孕妈妈做任何事情都必须以健康为前提，比如做家务、做按摩、听音乐等都是不错的选择。

多吃水果和蔬菜

水果和蔬菜营养丰富，并且其特殊的芬芳有助于孕妈妈改善情绪，使心情愉悦。

减少工作量

工作压力会使人身心疲惫、情绪烦躁，对于那些职场孕妈妈来说，就要考虑适当减少工作量。

找人倾诉

倾诉是缓解不良情绪的好办法。孕妈妈在生活中难免会遇到一些不如意的事情，如果把这些不愉快全部都积压在心里，不仅会影响胎宝宝的性格，也会导致免疫力的下降。其实，在情绪低落的时候找个人倾诉一下，能很快让孕妈妈走出低谷，恢复平静。

放松训练

孕妈妈心情不好的时候，可以尝试平躺在床上，全身放松，想象自己睡在春天的花丛中，或是在某个美丽的海滩享受阳光浴。经常进行这类训练有助于孕妈妈舒缓紧张情绪，改善心情。

第一次产前检查的项目

一般来说，产前检查是根据胎宝宝发育和母体生理变化特点制定的，目的是为了查看胎宝宝的发育和母体的健康状况，利于发现潜在的不利于怀孕和分娩的各种因素，做到早诊治，让孕妈妈顺利度过孕期。

孕妈妈需要定期做产检，通常在怀孕 11 周的时候就需要做第一次产检。那么，孕妈妈在做第一次产检的时候主要检查哪些项目呢?

量体重和血压

医生通常会问询孕妈妈孕前体重，并以此作为孕后孕妈妈体重增加的参考依据。正常体重的孕妈妈整个孕期中理想的体重增加值为 10~12.5 千克。

听胎宝宝心跳

医生在给孕妈妈做产前检查时，通常会运用多普勒胎心仪来听胎宝宝的心跳。

测血糖

对那些有家庭糖尿病和高血压遗传病史的孕妈妈来说，医生通常会测试孕妈妈的血糖水平，一直到妊娠 28 周即可确定是否患有妊娠糖尿病、高血压。

身体各部位检查

医生会针对孕妈妈的甲状腺、乳房、骨盆腔来做检查。检查时医生会让孕妈妈平躺在诊断台上，以手来触摸孕妈妈腹部上方是否有肿块。如果摸到肿块，就要怀疑是否为卵巢肿瘤或子宫肌瘤，但大部分以良性肿瘤居多。

抽血

孕妈妈做抽血检验，主要是检验孕妈妈的血型、血红蛋白、肝功、肾功及梅毒、乙肝、艾滋病等，以便为未来做防范。

检查子宫大小

孕妈妈从孕期第 6 周开始，子宫开始逐渐变大；孕期第 12 周时，子宫底会到平耻骨联合的上缘；到孕期第 20 周时，会跨过骨盆腔到肚脐位。因此，从孕期 20 周到 35 周，医生为孕妈妈从耻骨联合的地方到子宫底所量出的厘米数，并且根据每次测量的数据来判断胎宝宝的发育情况。

建立孕期保健卡

建卡就是指孕妈妈到当地妇幼保健院和分娩医院建立档案，这相当于孕妈妈和胎宝宝在孕期的一份健康记录。每个孕妈妈的怀孕档案都可记录在健康小手册上。这个小册子在孕妈妈怀孕 3 个月内到医院作产前检查时，医生会发给孕妈妈。

建卡目的

产检建卡的目的是为增强孕妈妈自我保健意识和保健知识，并在医生的指导下安然度过怀孕、分娩与产褥时期。

建卡内容

建卡主要包括母子保健手册和产检病历两部分。每个孕妈妈的怀孕档案都必须记录在一本孕产妇健康小手册上。在怀孕三个月内到所在的地段医院检查身体时，该医院保健科会将健康手册发给孕妈妈。怀孕第12周时要建好手册。建手册时需要带好身份证、结婚证、户口簿及准生证明，并进行相关检查。当准爸爸和孕妈妈决定好分娩医院，就可以申请在这家医院进行产检。以后每次的产检情况都记录在孕妈妈的孕期检查病例上。最好选离家近的医院，以方便分娩。需要注意的是，建病例时一定要带好夫妻双方身份证和保健手册。

建卡好处

建卡对孕妈妈来说非常重要，主要是为了方便孕期检查，还有就是方便医生随时了解胎宝宝是否正常发育，如果有什么问题的话，可以及早发现治疗，如果不建卡就很难明确知道胎宝宝发育情况。

孕妇非常规检查项目

为了更准确了解孕妈妈的身体状况，使孕妈妈为胎宝宝创造一个更好的环境，孕妈妈除量体重、量血压、验尿、抽血等常规项目检查外，还需要进行一些非常规的检查项目，包括微量元素检查、骨密度检测、甲胎蛋白检测（AFP）等。

另外，医生通常会根据孕妈妈自身的情况安排一些选择性的检查项目。如果阴道有流血症状或者腹痛异常，则会进行B超、激素测定等检查，以了解有无流产、宫外孕、葡萄胎等异常。其他检查当然还包括弓形虫抗体筛查、巨细胞病毒或其他病原体筛查，以及根据孕妈妈个人健康史需要做肾功能、血脂、血糖浆等其他相关检查。

微量元素检测

微量元素检查是检查孕妈妈人体内各种元素的比值是否正常。一般来说，铁、锌、碘、铜、锰等微量元素对于孕妈妈和胎宝宝健康发育是非常重要的。通过微量元素检查，医生就会知道孕妈妈缺乏哪些微量元素，哪些微量元素吃多了，然后通过药物和食物进行调整，防止相关疾病的发生。

骨密度检测

骨密度全称为“骨骼矿物质密度”，是骨骼强度的主要指标。孕妈妈怀孕以后，由于内分泌发生变化，导致关节韧带松弛，弹性下降，加之胎宝宝需钙量增加，很容易造成孕妈妈骨密度降低。而持续的骨密度降低，会使孕妈妈患上妊娠期骨软化症或特发性骨质疏松症。因此，通常情况下医生也会给孕妈妈检测骨密度。

绒毛活检

绒毛活检是一种遗传诊断取样手段，作胎宝宝染色体分析，可以诊断胎宝宝是否患有唐氏综合征或其他染色体异常。这项检查一般针对年龄35岁以上的孕妈妈，或有任何家族遗传病史的孕妈妈。

孕妈妈尿失禁与对策

小便失禁是产后孕妈妈最常见的失禁问题，统计发现约60%。孕妈妈曾出现小便失禁问题，更不容忽视的是，有的孕妈妈在产后1年时间，小便失禁问题仍然持续。因为尿失禁会严重影响产后孕妈妈的社交以及生活质量，并可能引发各种卫生问题。所以，孕妈妈需要正视尿失禁。

尿失禁原因

孕妈妈怀孕时膀胱底部与膀胱颈位置都会向上移，尿道长度也会增长。不断增大的子宫、羊水与胎宝宝使下泌尿道器官与骨盆支撑器官受到挤压，此时，孕妈妈的禁尿能力就会相对减弱。

预防动作

孕妈妈要有意识地练习收缩会阴肌肉。动作非常简单，像憋尿时收紧会阴那样，一收一放即为 1 次，连续 10~12 次，一天内做 3~4 组，依个人时间在早、中、晚进行；这样的练习坚持下来，可增强尿道、阴道、直肠附近的肌肉，产后骨盆的支撑力也会明显增强。

调整生活习惯

日常生活中饮食习惯要正常，多喝水、多吃水果、高纤维食物，以防止便秘，也要控制妊娠期体重剧增。多数妊娠尿失禁患者产后可复原，因此妊娠中尿失禁大多不必考虑以药物或手术方式治疗，而是以多做练习为主。

尿失禁处理误区

有些孕妈妈为避免压力性尿失禁所带来的尴尬而少喝水，这是很不正确的。不喝水就会中断水分的摄取，会导致更大的麻烦——便秘。在怀孕期间，孕妈妈的体内血流量增加一倍，所以要摄取大量水分，以供给血液循环和消化的需要，并保持肌肉的湿润。

异常妊娠早发现

异常妊娠是指受精卵子不在子宫内而是在子宫以外的部位，如输卵管、卵巢以及腹腔等部位种植发育。作为特殊群体，孕妈妈有必要认识孕期可能发生的异常妊娠现象，这样不仅能减少孕妈妈一些不必要的担心，还能对一些不利情况做到早发现、早治疗。

一般来说，发生异常妊娠时，即使是输卵管破裂，孕妈妈只要及时就诊，就不会对母体产生很大的影响。但是，如果治疗不及时就会因大出血发生危险。

宫外孕

正常妊娠情况下，受精卵是在子宫内膜上着床、生长发育的，如果它在子宫体腔以外的地方生长发育，就是异位妊娠，俗称“宫外孕”。其典型症状是：停经 6~8 周后，孕妈妈会感到下腹剧烈疼痛，出现少量阴道出血，但如果只是少量出血而没有腹痛，孕妈妈大可不必担忧，这只是受精卵在子宫内膜上着床时引起的“点状出血”，并无危险。

葡萄胎

葡萄胎是指实际上没有胎宝宝或胎宝宝发育不正常的情形。胎盘底部的微细绒毛产生异常，子宫内形成葡萄形状的水泡并充满子宫。孕妈妈恶心、呕吐等症状会非常严重，而且妊娠 3~4 个月时，孕妈妈会分泌大量暗褐色的分泌物，并且下腹产生膨胀感，妊娠 5~6 个月时，产前检查也听不到胎心音。

需要提醒孕妈妈的是，医生利用超声波检查，在孕妈妈妊娠 5~6 周时就能够准确诊断出葡萄胎，确诊后孕妈妈需要进行 2~3 次刮宫手术，并且手术后两年内必须采取避孕措施，以免悲剧再次发生。

远离噪音污染

噪声是一种污染，如果情况严重，可以使孕妈妈失聪。当然也会给那些缺乏自我保护能力的胎宝宝，带来更为严重的后果。因此，为了胎宝宝的正常发育，孕妈妈一定要想办法尽可能地远离噪声，不去机场、火车站、汽车站、歌厅、迪厅等噪声严重污染的地方，更不要在家收听震耳欲聋的摇滚乐。

影响胎宝宝听力

高分贝噪声会损伤胎宝宝的听觉器官，降低其听力。一般来说，如果孕妈妈在孕期内遭遇过 85 分贝以上的声音，就会使出生的宝宝失去敏锐的听觉。通常情况下，胎宝宝的内耳耳蜗是从孕妈妈怀孕第 20 周开始成长发育的，所以，一直处于成长发育阶段的胎宝宝的内耳耳蜗，非常容易被低频率噪声损害。而且噪声还会影响胎宝宝的体重，因为噪声会打乱孕妈妈的正常内分泌，使其脑垂体分泌过多的催产激素，从而引起子宫收缩，发生流产或早产。

对孕妈妈造成伤害

孕妈妈怀孕期间的理想声音环境是不高于 35 分贝。研究发现，如果孕妈妈每天接触 50~80 分贝的噪声 2~4 小时，就会出现精神烦躁紧张，呼吸和心率加快、心肺负担加重、神经系统的功能紊乱，头痛、失眠随之而生，而且孕妈妈内分泌系统功能降低，尤其是雌激素和甲状腺素分泌不足，消化功能受损，孕妈妈难以获得足够的营养，甚至免疫功能下降，导致孕妈妈容易患病毒或细菌感染性疾病。而这些都是导致胎宝宝发育不良、新生儿体重不足、智力低下或躯体器官畸形的重要原因。

上班路上必须小心的“陷阱”

由于生活压力加大，许多孕妈妈怀孕后依然坚持上班。对于那些职场孕妈妈来说，上班应该选择哪种交通方式呢?

★ 最好坐车

如果准爸爸能够接送孕妈妈上下班，这是孕妈妈最开心的事情了。因为这样做孕妈妈最省力、省心、省时间，而且还可以避免一些意外发生。但是，需要提醒孕妈妈的是，如果总是坐在车里，活动量很少，容易造成下肢水肿、发胖，将来分娩时也可能会有一些困难。因此，孕妈妈坐车之余有必要做一些适当的活动。

★ 自己开车需谨慎

如果孕妈妈自己开车上下班，需要记住，不管什么时候都要注意避免紧急刹车以免摇晃到肚子，更应留心安全带的位置，不要紧紧勒在腹部，要适当挪移安全带，避开“危险地带”。

★ 坐公交车需注意

如今的公交车几乎都有专门设立“孕妈妈专座”，因此，孕妈妈乘公交车出行比较方便、省体力，但仍有些特殊情况需要注意。

1. 早点出门

孕妈妈每天上班前都要从家出发赶往车站，然后在车站等车，最好留出足够的时间。时间不充足，孕妈妈也会像其他上班族那样一溜小跑地奔向车站，甚至不顾一切地追赶即将发动的汽车，这都会对自己和胎宝宝造成危险。

2. 错过乘车高峰期

遇到上班高峰期，公交车会非常拥挤，孕妈妈最好能避开这段时间，如果做不到，也不要与他人争抢车门、座位，这样做容易发生意外。

3. 远离车门

孕妈妈的衣服一般比较肥大，在乘公交车时要注意，千万不要让车门夹住衣物，以免发生意外。同时，也要和同车乘客保持一定距离，不要被别人碰到、踩到。

4. 注意上下车安全

孕妈妈乘坐公交车，上下车时要非常小心。因为这时通常人多，孕妈妈不仅不要和他人争抢，更要注意脚下的台阶，小心不要跌倒。最好等别的乘客先上先下，否则很容易因推挤而发生危险状况。

孕妈妈做家务

对于孕妈妈来说，如果没有运动的时间，做做家务也是有氧运动的好办法。然而，有的孕妈妈怀孕后成为重点保护，一点家务活都不让干，其实这样做对孕妈妈并没有什么好处。孕妈妈可以做家务，只要做家务过程中避免劳累和注意安全就行了。

做家务的好处

孕妈妈在做家务的时候可以通过稍稍下蹲的方式来提高运动量，比如，可以整理整理屋子，而且看到自己整理干净的房间心情会变得大好。但是，孕妈妈做家务时一定不要弓腰，如果觉得累了就歇一会儿，做几次伸拉动作。身体站直，一条腿的脚跟放在前方小凳上，然后身体慢慢前倾，腰和腿后面有伸拉的感觉就行。

做家务要有选择

孕妈妈并不是什么家务都可以做，也要有所选择。一般来说，孕妈妈怀孕 3 个月内容易发生流产，做家务时要多加注意；4~7 个月时孕妈妈便可正常做家务和工作；7 个月后孕妈妈则要避免登高。而且孕妈妈不宜拖地，因为地滑孕妈妈容易摔倒而造成严重后果；同时，容易磕碰到肚子的家务活孕妈妈也不适合做。孕妈妈可以用洗衣机洗衣服，但尽量不要往高处够着晾晒。

另外，像搬煤气罐、换饮水桶、买并提较多物品回家、取晾衣物、倒垃圾、端重盆拖地、用凉水洗衣服做饭、做烟熏火燎的食物等这类家务活，孕妈妈也不适合做。

做做“孕期健身操”

“孕期健身操”有助于夫妻增进感情和生活乐趣，更有助于孕妈妈健康分娩。这套健身操共有 12 组。但是，孕妈妈不一定每天都做完，每次可以选择地做其中的两三组。另外，孕妈妈在做这套健身操的时候，千万注意不要做一些拉伸、跳跃、负重以及对腹部有压力的动作，运动要适当适量，以免发生意外，得不偿失。当然，孕妈妈做孕期健身操时，准爸爸应该协助和陪伴孕妈妈一起来做。

1. 平躺在床上，双手手心向下平放在身体两侧。先是左腿伸直向上轻举，轻落；再换右腿做同样的动作。做1~2个回合后，休息3分钟再进行第二组的运动；再休息3分钟，进行第三组运动。
2. 平躺在床上，双手手心向下平放在身体两侧，屈膝，双腿分开与肩膀同宽，将臀部向上抬高，停几秒钟，放下。进行1~2次。休息3分钟后做第二组运动；再休息3分钟后完成第三组。
3. 平躺在床上，双腿随意分开，全身绷紧，握拳，头向上抬起，停3秒。1~2次后，休息3分钟，进行第二组；再休息3分钟后完成第三组。
4. 平躺在床上，左腿和地面平行，向左侧摆。回复，换右腿。1~2个回合后，休息3分钟，进行第二组；再休息3分钟后完成第三组。
5. 坐在床上，盘腿，双脚心相抵。双手抓住两脚，将膝盖向下压，做1~2次。休息3分钟，进行第二组；再休息3分钟后完成第三组。
6. 坐在床上，两腿分开，左臂向右脚伸，够不到也没关系。回复，换右臂。1~2个回合后，休息3分钟，进行第二组；再休息3分钟后完成第三组。
7. 跪在床上，两膝与肩同宽，双手向前按地面。然后采取胸膝卧位，胸部尽量贴地面。1~2次后，休息3分钟，进行第二组；再休息3分钟后完成第三组。
8. 站立，双手扶住某稳固物体以免跌倒。左腿屈腿抬起，放下，再换右腿重复。1~2个回合后，休息3分钟，进行第二组；再休息3分钟后完成第三组。
9. 站立，双手向前扶住某稳固物体。左腿侧屈，向左侧抬起，放下，再换右腿重复。1~2个回合后，休息3分钟，进行第二组；再休息3分钟后完成第三组。
10. 站立，双手向前扶住某稳固物体。左腿向后伸，放下，再换右腿重复。1~2个回合后，休息3分钟，进行第二组；再休息3分钟后完成第三组。
11. 站立，可在背后一尺左右的地面放一张纸，向左侧转腰，眼睛看到纸片后转回来，向右侧转腰。1~2个回合后，休息3分钟，进行第二组；再休息3分钟后完成第三组。
12. 蹲马步，双手抱头。向左侧侧腰，回复，再向右侧。1~2个回合后，休息3分钟，进行第二组；再休息3分钟完成第三组。注意这一组动作要慢一些。

选择舒适的准孕妇装

孕妈妈到底什么时候换穿孕妇装，并没有硬性规定，要视自己的情况来定，感觉到腹部或者其他部位有些紧，就要考虑购置孕妇装了。怀孕期间的衣着，最重要的是穿起来要舒适。

上衣宜宽松、忌紧小

孕妈妈在怀孕早期买外套时，最好能选遮盖臀部或稍下的款式，宽度应宽出 10 厘米左右，以便以后接着穿。如果孕妈妈上衣过紧会影响胸部呼吸活动，而且还易导致乳头内陷，影响日后哺乳。另外，上衣的胸部也不要有扣子及其他坚硬的饰物。

裤子宜有系带

孕妈妈要选择有裤带的裤子，裤带最好松紧适度能自由调节，切忌束得过紧，否则会束缚腰腹及腿部，影响下肢及胎盘的血液循环，对胎宝宝生长不利。在怀孕中期买裤子，宜选稍长一点的，以免孕后期因肚子挺出来会使裤子变短。在怀孕后期，可选用背带裤，以减轻衣服对腹部的挤压。

连衣裙宜选 H 型或 A 型

对于连衣裙，孕妈妈宜选择上下一样宽的 H 型或上窄下宽的 A 型。H 型具有整体感，身体的凹凸不明显，A 型底摆宽大且具有安全感，形体的变化也不明显，孕妈妈穿起来比较舒服，也能掩盖凸显的腹部，还有利于胎宝宝的发育。

宜选纯棉内衣、内裤

孕期阴道分泌物增多，内裤最好是选用肥大宽松些且能把肚子及臀部完全遮住的款式，不宜穿三角裤或过紧内裤。另外，孕妈妈乳房日渐增大，需及时更换乳罩，弃用过小的乳罩。

选择鞋、袜

孕妈妈可穿底软、后跟约 2 厘米高的鞋。高跟鞋、长筒靴都不宜穿，否则会加重腰酸、腹坠感，还易绊倒摔伤。另外，孕妈妈弯腰有困难，宜选不系鞋带的鞋子。袜子也不能穿太紧，以免影响下肢血液循环。

参加正规的产前培训课

孕妈妈特别是第一次怀孕的孕妈妈很有必要参加产前培训班，在产前培训班里孕妈妈可以提前学到很多生产和育儿知识，为分娩和养育宝宝做好准备。产前培训课程基本涵盖了所有妊娠问题，胎教、孕期营养、孕期运动等的指导与心理调适均在此列，包括孕妈妈营养保健、孕期心理健康、骨盆操、分娩止痛选择、胎宝宝发育、母乳喂养、新生儿护理、产后保健、防止产后忧郁等。

分娩知识

很多第一次怀孕的孕妈妈因为准备不充分而导致“临盆”的时候手忙脚乱、担惊受怕。产前培训班会详细解释孕妈妈产前有可能出现的种种症状，同时告诉孕妈妈相应的应对方法，以及孕妈妈在生产时应该注意什么事项以及要准备的物品等等。

运动知识

孕妈妈怀孕后一般会产生手脚浮肿的现象，在产前培训班上，教员们会组织孕妈妈一起做一些简单的运动，以缓解手脚浮肿带来的不适感。另外，孕妈妈孕期适当运动能活动筋骨疏通血脉，在生产时顺利生下宝宝。

缓解分娩疼痛的方法

孕妈妈分娩时会很疼，并且这种疼是有频率的疼痛，特别是顺产，给孕妈妈带来巨大的疼痛感，产前培训班会总结众多产妇的生产经验，教授第一次生产的孕妈妈一些切实有用、缓解生产疼痛的方法。

婴儿护理养育方法

孕妈妈产后第一个月很重要，必须好好休养以恢复身体，稍有不慎就可能留下一生的病根。产前培训班开设专门的课程，教授孕妈妈产后自身保健知识和护理婴儿的方法、养育注意事项等。

对宝宝进行语言胎教

语言胎教是指父母用亲切、生动、形象的语言与胎宝宝进行对话，以维系父母和孩子的亲情。孕妈妈、准爸爸要时刻牢记胎宝宝的存在，并经常与他（她）对话。

把生活中的事情告诉宝宝

孕妈妈应当把生活中的一切都对胎宝宝叙述，这是胎教中最基本的。对一天的生活通过和胎宝宝一起感受、思考和行动，使母子之间的纽带更牢固，并培养胎宝宝对母亲的信赖感及对外界的感受力和思考力。比如，早晨起床后，孕妈妈要先对胎宝宝说一声早上好！然后告诉他（她）早晨已经到来了。打开窗帘，太阳升起来了，阳光洒满大地，这时就可以告诉宝宝：今天是一个晴朗的好天气。关于天气，可以教的有很多，像阴天、下雨、下雪等等，另外，外界气温的冷热、风力的大小、湿度的高低等都可以作为胎教的话题。而且孕妈妈在化妆打扮时，可以将看到的信息传递给腹中的胎宝宝。

以温柔的口吻谈话

孕妈妈进行胎教时，千万不能忽视了文学对胎教的作用，文学是一种充满感性色彩的艺术，孕妈妈读了能激发爱子之情。文学和音乐一样，容易对人的情绪产生影响，将优雅的文学作品以柔和的语言传达给胎宝宝，是培养孩子的想象力、独创性最好的教材。让胎宝宝与母亲一起感受文学的趣味，培养艺术的情感，增进大脑的发育。

精选文学作品

孕妈妈阅读文学作品需要选择，许多文学名著思想性、艺术性都很好，但对孕妈妈不一定适宜。有些孕妈妈喜欢悲欢离合、缠绵悱恻的小说，这也不好。孕妈妈常读这类小说会多思多虑，心理负担加重。描写暴力、色情的小说，也会使孕妈妈恐惧、悲伤、愤恨，应该回避。因此，孕妈妈最好读一些童话、寓言、幼儿画册，并将其所展示的幻想世界，和孕妈妈富于想象力的大脑放大并传递给胎宝宝，从而促使胎宝宝的心灵能够健康成长。读一些古代散文、古诗词，在高尚纯洁的文学中，感受文学的趣味，达到怡养性情的目的。

把爱传递给宝宝

孕妈妈阅读并与胎宝宝进行交流时，一定要倾注情感，一切喜怒哀乐都将通过富有感情的声调传递给胎宝宝。而且，不仅仅是朗读，对这些语言要通过孕妈妈的五官使它形象化，以使其更具体地传递给胎宝宝，因为胎宝宝对孕妈妈的语言不是用身体而是用脑来接受的。另外，孕妈妈多读文学作品，可以使孕期生活艺术化，使孕妈妈的情感也得到优化。

培养好性格的胎宝宝

研究表明，孕妈妈的精神状态、情感、行为、意识可以引起体内激素分泌异常，影响到胎宝宝的性格形成。性格是宝宝综合素质的一个重要组成部分，因此，在怀孕期对于胎宝宝性格方面的培养非常重要。

调整情绪

怀孕期间，孕妈妈的心情好坏是决定宝宝性格好与不好的一个至关重要的因素。随着宝宝的一天天长大，宝宝和妈妈的心灵感应也会日渐明显，如果妈妈的心情好，宝宝自然也会安静愉快；如果妈妈的心情乱糟糟的，那么宝宝也会躁动不安、缺乏耐性。

抚摸胎教

抚摸胎教会给宝宝以安全感，由于宝宝在子宫内主要通过触觉来接收外部的信息，所以孕妈妈如果能够经常抚摸腹部，并且在这个过程中，配以语言交流，不仅可以让宝宝感到愉快舒服，而且还有一种安全感，从而使情绪得到安抚。

音乐胎教

音乐胎教包括收听音乐和孕妈妈自己唱歌两种方式。这两种方式均有助于胎宝宝的性格培养，也有利于孩子的智力发育，而且音乐胎教还能够陶冶胎宝宝的情操。

孕妈妈开始出现“偏食”

有些孕妈妈怀孕后喜欢吃酸味、辣味等刺激性的食物。其实，平时饮食上孕妈妈偏好吃些酸性食物是身体的需要。这是因为孕妈妈怀孕后，胎盘分泌的某些物质有抑制胃酸分泌的作用，能使胃酸显著减少，消化酶活性降低，并会影响孕妈妈胃肠的消化吸收功能。

利于消化

孕妈妈怀孕后胎盘会分泌出一种叫作绒毛膜促性腺激素（HCG）的物质，这种物质有抑制胃酸分泌的作用，能使胃酸显著减少，消化酶活性降低，并会影响胃肠的消化吸收功能，使孕妈妈产生恶心、呕吐、食欲下降、肢软乏力等症状。另外，由于酸味能刺激胃液的分泌，提高消化酶的活性，促进胃肠蠕动，增加食欲，有利于食物的消化吸收，因此多数孕妈妈喜欢吃酸味的食物，以抑制 HCG 分泌所带来的消化能力减弱。

增加抵抗力

能够增加母体抵抗力的是维生素 C，维生素 C 可促进孕妈妈对铁质的吸收，并对胎宝宝形成的细胞基质、产生结缔组织、心血管的生长发育、造血系统的健全都有着重要作用，而许多富含维生素 C 的水果都呈酸性，如山楂、沙棘、柑橘等。由此可见，孕妈妈喜欢酸味食物是生理和营养的需要。

注意的问题

孕妈妈喜欢吃酸味的食物，但也要注意一些问题。比如不要吃腌制的酸菜或者醋制品，人工腌制的酸菜、醋制品虽然有一定的酸味，但维生素、蛋白质、矿物质、糖分等多种营养几乎丧失殆尽，而且腌菜中的致癌物质亚硝酸盐含量较高，过多地食用显然对母体、胎宝宝的健康没有任何益处。

另外，孕妈妈要选择新鲜的西红柿、樱桃、杨梅、海棠、石榴、葡萄、青苹果等蔬果，才能既改善胃肠道不适症状，又起到增强食欲、补充营养的作用。对于酸酸的山楂，无论是鲜果还是干片，孕妈妈都不宜多吃，因为山楂有刺激子宫收缩、引发流产和早产的作用，尤其是妊娠3个月以内的早孕妈妈及既往有流产、早产史的孕妈妈更不可贪食。

补救"偏食"的饮食计划

一般来说，孕妈妈怀孕后需要的热量比孕前高25%左右，调配孕期膳食，孕妈妈要考虑到蛋白质、脂肪和糖的适量摄入。而且孕妈妈还应注意要饮食多样化，千万要避免偏食和挑食，多进食富含碘、锌、铜、铁等微量元素的食物。

想吃就吃，少食多餐

对于那些妊娠反应较重的孕妈妈来说，吃东西不要固定时间，想吃就吃，不要被三餐所束缚。比如，孕妈妈睡前和早起时，坐在床上吃几块饼干、面包等点心，可以减轻呕吐，增加进食量。

保持心情愉快

孕妈妈在进食过程中听听轻音乐，餐桌上放鲜花等，都可解除孕吐的烦躁，从而增加食欲，保证胎宝宝正常发育。

选择易消化的食物

孕妈妈要选择那些易消化、易吸收同时能减轻呕吐的食物。比如，动物性食物中的鱼、鸡、蛋、奶，豆类食物中的豆腐、豆浆，均便于消化吸收，并含有丰富的优质蛋白质，且味道鲜美，孕妈妈可经常食用。同时，大米粥、小米粥、烤面包、馒头、饼干、甘薯等食物也易于消化吸收。

另外，一些含糖分高的食物能提高孕妈妈体内血糖含量，从而改善因呕吐引起的酸中毒。还有酸奶、冰淇淋等冷饮，相对热食来说气味小，既有止吐作用，又能增加蛋白质的供给量，孕妈妈可适量食用。

选择促进食欲的食物

孕妈妈要多吃一些番茄、黄瓜、辣椒、鲜香菇、新鲜蘑菇、新鲜山楂果、苹果等，这些食物营养丰富，易诱发孕妈妈的食欲。

烹调要符合口味

孕妈妈怀孕后，饮食习惯发生变化，烹调时可用柠檬汁、醋拌凉菜，也可用少量香辛料，如姜、辣椒等，让食物具有一定的刺激性。

孕 3 月营养宝盒

孕妈妈需要调整自己的食盐量，控制在每日 5~6 克为宜。因为在孕期，如果体内的钠含量过高，血液中的钠和水会影响渗透压的改变，深入到组织间隙中形成水肿。因此，多吃盐会加重水肿，造成孕妈妈血压升高，甚至引起心力衰竭。

加强钙的补充，有助骨骼发育

早孕反应严重的孕妈妈，为了均衡营养，尤其要注意加强钙和维生素 D 的补充，每天钙的补充量应在 800 毫克左右。孕妈妈要多喝牛奶，因为它富含钙质，可以使尿液中的钠排泄增多，降低血容量以消除水肿，还可以防治妊娠高血压，并有益于胎宝宝骨骼与大脑的发育。

保证营养，合理控制体重

孕妈妈应在保证营养饮食的条件下，控制好体重。整个孕期的体重增长应控制在 10~12 千克。尤其是那些怀孕前体重就超标的孕妈妈，在孕期更要注意，避免营养过剩造成胎宝宝过大，给分娩带来困难。同时，孕妈妈肥胖还可能导致妊娠高血压、妊娠糖尿病等危害孕妈妈和胎宝宝健康的并发症。所以，孕妈妈一定要在保证营养的前提下，避免营养过剩。

孕 3 月饮食禁忌

作为特殊群体，孕妈妈吃东西要特别小心，如果饮食不当轻则可能会影响孕妈妈的肠胃健康，重则可能会威胁母婴安全。一般来说，孕 3 月的孕妈妈要忌吃以下几类食品：

1. 易引起子宫收缩的水果，比如龙眼、山楂、木瓜等。

2. 太过油腻辛辣的食物，以防消化不良，孕吐严重。比如辣椒、丁香、茴香、芥末等。

3. 性寒冷而滑利、生物碱含量大的食物。

4. 油炸食品。比如薯片、薯条、油条、爆米花、泡面、烧烤等。

5. 热性调味品。比如八角、茴香、花椒、胡椒、桂皮、五香粉等。热性香料具有刺激性，会致使胃肠腺体分泌减少，造成肠道干燥、便秘等。孕妈妈用力解便，会引起腹压增大，压迫子宫内的胎宝宝，易造成胎动不安，长期如此，有可能影响胎宝宝的健康。

孕3月推荐食谱

怀孕3个月，正是孕妈妈孕吐最严重的时候，这个时候还容易出现乏力、嗜睡、食欲不振等情况。所以，孕妈妈应该多吃一些容易消化，并且开胃，同时还能提供充分营养的食物。另外，微量元素、叶酸和维生素都是孕妈妈这个月所必需的。

莴笋炒虾仁

原料 莴笋1根、虾150克，蒜、姜各适量，青椒、红椒各1个，料酒1汤勺，生粉1茶勺，油、盐、味精各适量。

功效 虾米富含蛋白质、钾、碘、镁、磷等微量元素和维生素A等成分，不仅可以补充孕妈妈身体中的钙、锌等微量元素，而且能够促进胎宝宝骨骼的生长和脑部发育。

烹制方法

（1）剥出鲜虾仁，用料酒、盐、生粉腌制。

（2）将虾仁放入锅内炒一下。

（3）加蒜姜爆香，后放莴笋丁翻炒。

（4）放青红椒炒匀，待锅中莴笋丁变成深绿色时，放盐和味精调味关火。

（5）最后放入虾仁。

姜汁藕片

原料 藕适量，食盐、醋、姜、生抽、蚝油、植物油、麻油、白糖各适量。

功效 藕中含有丰富的维生素B_1及少量的钙、铁、磷、钠等微量元素，不仅可提供孕妈妈及胎宝宝能量代谢需要，而且对于孕妈妈还有安神祛瘀、清热解毒之功效。

烹制方法

（1）将藕洗净去皮，切片，姜去皮，切成末。
（2）碗内放入醋、生抽、蚝油、糖、麻油，调成汁待用。
（3）锅内加清水烧沸，将藕烫一下，捞入碗中。
（4）加姜末、精盐拌匀，捞出来凉 2 分钟。
（5）再装入盘内，然后浇上汁即可食用。

蜜汁红薯

原料

红薯（红心）250 克，冰糖、蜂蜜各适量。

功效

红薯中含膳食纤维较多，可以帮助孕妈妈促进肠道蠕动，缩短食物通过肠道的时间。再加上蜂蜜有润肠作用，因此有利于排便。

烹制方法

（1）先将红薯洗净去皮，切去两头，再切成小手指粗细的寸条。
（2）在锅里加上清水，放入冰糖并将其熬化，然后放入红薯和蜂蜜。
（3）烧开后，先撇去浮沫，此后用小火焖熟。
（4）待汤汁黏稠时，先夹出红薯条摆在盘内成花朵形，再浇上原汁即可食用。

翠菜香卷

原料

生菜、豆芽菜、四季豆、胡萝卜各适量，虾仁、紫菜、沙拉酱、小麦麸少许。

功效

沙拉富含膳食纤维，小麦麸含有丰富的非水溶性纤维，对孕妈妈防止便秘很有好处。

烹制方法

（1）先将生菜、豆芽菜、四季豆、胡萝卜、虾仁洗净。
（2）将四季豆、胡萝卜对切。并以滚开水烫熟。虾仁烫熟备用。
（3）在生菜叶上抹上沙拉酱，包入四季豆、胡萝卜及豆芽菜等。
（4）夹入虾仁后，淋上小麦麸，以紫菜绑住尾端即可食用。

chapter 5 孕4月

孕妈妈的肚子变大了

胎宝宝的发育情况

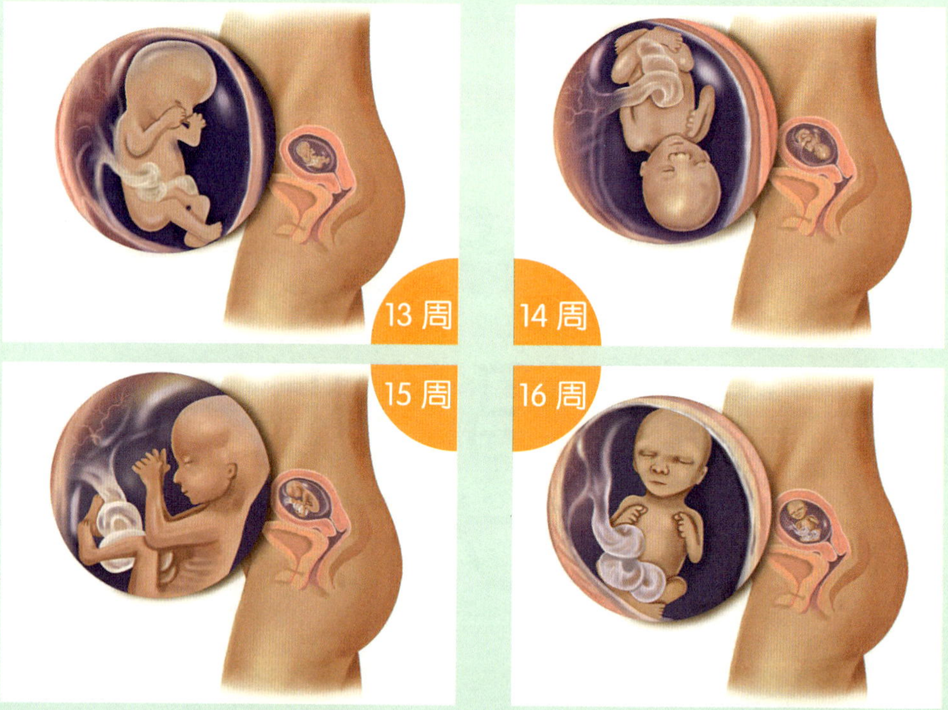

体重 110克。

身长 16厘米。

五官 胎宝宝的头如乒乓球大小，小脑和大脑已经形成，嘴巴具备了吸吮的反射功能；眼、耳和鼻已完全形成，两眼之间的距离在缩小，耳朵已经成形。舌上已有味蕾；胎宝宝的眉毛和睫毛正在生长；面部和身上长出“胎毛”。

四肢 身体在迅速成熟，胎宝宝长出指甲，两臂及两腿的关节已经形成，硬骨开始发育。

器官 腹部与母体联结的脐带成形，可以进行营养与代谢废物的交换。皮肤变厚，有利于保护胎宝宝的内脏。胎宝宝心脏的搏动更加有力。呼吸反射已完全建立，胎宝宝已能呼、吸羊水。胎宝宝通过吞咽羊水锻炼消化功能。胎宝宝性器官已成熟，能够区分阴茎与阴道。

胎动 胎宝宝运动量不大，动作也不激烈，没有经验的孕妈妈无法感觉到胎宝宝的动作。

怎样检查胎宝宝的性别

检查胎儿性别的方法有很多，下面介绍几种最常见的判别方法。但在这里需要强调的是：预测胎宝宝性别的目的是为了阻断遗传病，特别是伴性、隐性遗传病的延续和发生，切不可滥用，不能人为地制造性别不平衡。

羊膜腔穿刺

羊膜腔穿刺法就是在孕妈妈怀孕 16 周左右，抽出羊水进行特殊培养。经过检查，如果性染色体是 XX 配对，胎儿是女性，如果是 XY 配对，胎儿即为男性，在预测性别的同时，还可以发现其他染色体疾病，只要及时采取相关措施，同样可以达到优生的目的。

超声波检查

用 B 型超声波诊断，不但可以检查出胎儿的性别，还可以看出胎儿是否患有小头畸形、脑脊膜膨出、脑积水和其他对智力发育有严重障碍的疾患，同时还能够检查出是否双胎、多胎、葡萄胎和宫外孕等。这是一种既不损害胎儿，孕妈妈也不痛苦、准确性很高的检查方法。

检查绒毛膜细胞

检查绒毛膜细胞 X 或 Y 染色体，也可以早期预测性别，通常准确率在 90％以上。

血液或尿液检查

通过孕妇血液或尿液检查，准确率也在 90％以上，血液中 Y 染色体出现率在 1％以上的是男孩，1％以下者为女孩。尿液“免疫扩散法”，早期预测胎儿性别准确率也可达到 90％。

另外，在胎宝宝的生殖器已能区分的时候，用胎儿镜直接观察，也可十分明了地判别胎儿的性别。

孕 4 月，孕妈妈的生理变化

随着妊娠天数的增加，孕妈妈的身体变化更加明显。进入孕 4 月，孕妈妈的变化主要表现在以下几个方面：

腹部隆起

这一个月随着胎宝宝的发育成长，孕妈妈的子宫已经像成人的拳头一般大小，下腹部开始隆起，原来穿的衣服显得有些紧了。因此，为了胎宝宝的健康，孕妈妈要开始选购孕妇装了。

乳房增大

在这一个月孕妈妈的乳房明显增加，而且乳晕的颜色变得更深了。另外，有的孕妈妈的乳头还能挤出乳汁来，看上去就好像是刚刚分娩后分泌的初乳。

早孕反应消失

这一个月孕妈妈原有的早孕反应会逐渐消失，身体不适的早孕反应逐渐减轻，进入安定期。子宫也增加长到如新生儿头般大小，因为到了骨盆上方，尿频和便秘症状也比先前减轻，并且孕妈妈的食欲开始增加。另外，因为胎盘已经形成，孕妈妈可以消除流产的担心。

白带增多

孕妈妈阴道白带比先前增加了不少，阴道分泌物增多。这是因为怀孕时孕妈妈体内的雌激素水平较高，盆腔及阴道充血，所以白带增多属于正常的现象，不必去医院检查。

基础体温较高

这一个月孕妈妈的基础体温仍然处于升高状态。由于胎宝宝的不断成长，子宫逐渐增大，孕妈妈的腰部感觉沉重，大腿根部有时也会出现抽搐的症状。

妊娠纹、黄褐斑

孕妈妈的腹部从肚脐到耻骨可能会出现一条垂直的黑色妊娠纹，脸上也可能会出现黄褐斑，这是怀孕的特征，孕妈妈不必过于担心，一般在分娩结束后就会逐渐变轻或者完全消失。

孕 4 月，孕吐反应结束

孕吐是早孕反应的一种，也是孕妈妈保护腹中胎儿健康的一种本能。许多孕妈妈都要经历恶心呕吐的过程。

孕吐是怀孕过程中自然的现象。怀孕之后因为荷尔蒙的改变，加上每个人体质不同、精神状况的好坏等原因，而使得约半数以上的孕妈妈在怀孕前期会发生孕吐的情形。其典型表现就是本来孕妈妈肚子很饥饿，可一闻到味道就恶心，不仅食欲彻底消失了，而且大都伴有各种类型的头痛。

大多数孕妇都会在怀孕初期出现孕吐症状。想要完全避免孕吐的症状是很难的。一般情况到孕中期就会减轻孕吐的症状。妊娠以后，大约从第 5 周开始（也有更早些开始的）会发生孕吐。特别在早晚会出现恶心，没有任何原因就发生呕吐。

孕吐的感觉不好受，但好在对大多数孕妈妈来说，一般不会持续太长时间。孕吐何时结束因人而异。一般来说，早孕反应的时间和症状是有个体差异的，和孕妈妈的体质有关系。由于孕妈妈的体质各异，每个人的情况都会有所不同。有的孕妈妈在很短时间内就会自然停止孕吐；而有的孕妈妈的早孕反应持续时间则比较长，从孕早期直到 16~18 周才消失。但是，也有些孕妈妈整个孕期都有孕吐症状。

孕妈妈出现腹痛

孕妈妈腹痛是孕妈妈常见的身体反应，怀孕期间有很多原因会引起这种反应。

胎动引起腹痛

胎宝宝在孕妈妈子宫内的活动称为胎动，可分为转动、翻动、滚动、跳动及高频率运动。胎动刚出现的时候孕妈妈会感觉“波”的一下，轻轻地，转瞬即逝。以后胎宝宝活动时力气越来越大。自孕妈妈妊娠 18 周起，胎宝宝发育完全的四肢会开始活跃地运动，通常孕妈妈在这个时候可以感觉到，甚至在腹部表面可以看到鼓起，一会儿滑向左边，一下子滑向右边，时而在上边，时而在下边。

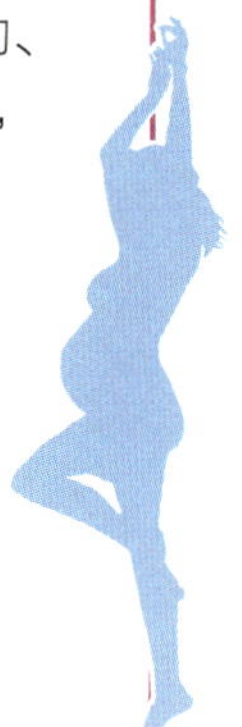

肚子变大引起腹痛

孕妈妈怀孕四五个月的时候，肚子会变得越来越大，然后皮肤就有一种紧绷的感觉，尤其是孕妈妈运动后会感到腹部隐隐的牵拉痛。有些孕妈妈因子宫增大不断刺激肋骨下缘，可引起肋骨钝痛或因耻骨联合松弛分离而疼痛。这些情况属于怀孕后正常的生理反应，不需要特殊治疗，注意休息，亦可通过左侧卧位睡来缓解疼痛。

卵巢囊肿、子宫扭转、流产等引发腹痛

在怀孕初期、末期或怀孕中期，因为子宫及附属器官进入到腹腔，比较易发生囊肿扭转的情况。当扭转发生时，动脉血仍可进入囊肿，但静脉血却无法离开囊肿，因而使囊肿肿胀，甚至坏死，导致孕妈妈会出现间歇性的一侧的下腹痛，同时伴有恶心呕吐和虚脱的感觉。而且，孕妈妈怀孕后，子宫如果有子宫肌瘤、先天畸形，或卵巢有肿瘤而引起子宫扭转超过 90° 的现象，就有可能引起急性腹痛的情况；严重时，还有可能引起孕妈妈休克或胎宝宝窘迫等情况发生。

腰背部开始有疼痛感

腰背痛是孕妈妈怀孕后期常见的症状。孕妈妈腰痛主要表现为腰部和骶部疼痛，并可放射到臀部、大腿以及大腿以下部位，严重时会使孕妈妈夜间痛醒。妊娠期腰痛的发生率可达 49％ ~58％，也就是说，有一半的孕妈妈怀孕时会感到腰痛。另外，孕妈妈如果出现剧烈持续的腰痛，或者腰痛时伴有阴道流血等症状，一定要尽快去医院就医。

★ 腰背酸痛的原因

1．骨盆疼痛综合征引起的酸痛。这种腰酸是因为怀孕期盆腔脏器位置的改变以及局部代谢障碍所致。孕妈妈感到疼痛自骨盆部位向大腿、腹股沟、子宫等部位放射。孕妈妈偶尔还会有胎宝宝似乎进入骨盆下方，即将分娩的感觉。这种酸痛有自愈性，症状明显的孕妈妈宜用局部热敷理疗，卧床休息 2~4 周一般可得到改善。

2．骶髂关节炎引起的酸痛。由于内分泌作用，肌腱韧带松弛，使骶髂关节松动，失去稳定，孕妈妈骶髂关节韧带经常受到异常刺激或损伤，因而容易出现腰背的酸痛感。孕妈妈常会感到腰骶部疼痛，有时可向下放射至两侧臀部和大腿。这种情况也无须特别治疗，症状明显的孕妈妈宜用局部热敷理疗，卧床休息 2~4 周就可以得到改善。妊娠期骶髂关节局部缺血、骨质疏松也可引起腰酸背痛，孕妈妈要注意日常钙质的摄取是否充足。

★ 预防腰背酸痛

1．在孕早期时就应注意锻炼身体，如晚餐后和准爸爸一起到外面散步，以加强腰背部的柔韧度。

2．平时不要总保持一种身体姿势，45 分钟至 1 个小时就要起来活动一下，使紧张的腰部肌肉得到放松。同时也不要久站、久走、久坐。

3．注意充分休息，不要过度劳累，特别是对于职场的孕妈妈。

4．睡硬板床，不要睡那种过软的席梦思床。睡觉时最好采取左侧卧，双腿屈曲，也可在两腿之间夹上一个小靠枕，以减少腰部的负担。如果想平躺，可在腰下垫个不太厚的腰垫，那样会舒服很多。

5．选择适合自己的椅子。椅子太高太低都不好，要尽量往里坐，后背用下部紧贴靠背。另外，容易下陷的软垫子坐起来累人，所以要选择硬一点的。坐在沙发上腰后面最好垫个小靠垫。

6．选择轻便柔软的低跟鞋子，以减少腰椎负担。

7. 注意保暖，孕妈妈要注意不要让自己的足部和腿部着凉，因为着凉会使肾部有不良反应，严重者引起腰痛。

8. 均衡饮食，平时多吃些有营养的食物，比如骨头汤等，不要吃含脂肪量太高的食品。

9. 不要迅速起立。站起来的时候，要用手扶着桌子或椅子。拿东西的时候，也要先坐下再拿。

“白带”增多

女性怀孕时由于性激素的分泌增加，促使子宫颈腺体增生分泌较多稠浓的黏液；同时，随着胎宝宝渐渐长大压迫孕妈妈的盆腔及阴道，促使邻近血管扩张、充血，也会造成阴道黏膜渗出液增加。不过，白带增多是孕妈妈怀孕后的一种正常现象，不用担心，也无须治疗。但是，孕妈妈孕期白带增多，如果发现其颜色、质地和气味异常变化，千万不能大意，应及时去正规的医院进行相关的检查和诊治，因为这些症状往往是妇科炎症的征兆。

孕期白带多的现象是正常的，对此孕妈妈可以通过清洗来保持局部干燥和清洁。

1. 每天用温水清洁外阴，保持外阴卫生，但不要清洁阴道内。

2. 使用专用的浴巾和水盆，避免交叉感染。

3. 每天更换内裤，洗净后在曝光下晒。

4. 每次排便后，用浸泡过硼酸水的脱脂棉块，由前向后进行擦拭，但掠过一遍的脱脂棉要扔掉，第二遍要用新的棉块。

了解羊水知识

羊水是怀孕时子宫羊膜腔内的液体，它是胎宝宝在母体内的安全护垫，也可以说羊水是孕育宝宝生长发育的“海洋”，是胎宝宝的“生命之水”。羊水不但能使胎宝宝免受外界伤害，也给胎宝宝很大的活动空间．在整个怀孕过程中，它是维系胎宝宝生命的源泉。

另外，在分娩时，羊水还起到了润滑剂的作用，能软化、扩张子宫颈和产道，最大限度地帮助胎宝宝娩出，减少对母体的伤害。所以，羊水的质量和多少完全可以作为评估胎宝宝健康与否的一个重要指标。

羊水的成分

羊水里面的成分很复杂，98%的成分是水，早期时它很清澈，因为胎宝宝人小，没什么排泄物，但随着胎宝宝长大，他脱落的毛发、皮肤细胞、油脂等就都浸到羊水里面，所以通过检测它的含量、性状，也可了解胎宝宝的发育情况。

羊水的作用

羊水可以称作是胎宝宝的保护伞。它充满子宫，将胎宝宝环绕其中，可以使胎宝宝在稳定的压力和适宜的温度中成长，还能预防外界细菌的感染，即使有细菌侵入，它也能使其降至最少，损害最低。而且羊水还能缓冲外界对胎宝宝的刺激，减少子宫收缩对胎宝宝的压迫力。

孕妈妈皮肤的变化

通常情况下，孕妈妈怀孕后，体内激素水平会发生变化，进而影响皮肤。有些孕妈妈的皮肤变得比先前更光滑细腻，也有的变得相对敏感粗糙，甚至会出现妊娠痒疹、丘疹性皮炎，同时孕妈妈的面部会出现妊娠斑（蝴蝶斑），腹部出现妊娠纹。因此，孕妈妈有必要实施合理的皮肤养护，以保证皮肤的细腻光滑。

洗面乳、香皂

由于孕妈妈孕期皮肤变得十分敏感，所以，孕妈妈洗脸时应使用温和无刺激的洗面乳、香皂等洁面用品。同时，因为孕妈妈的皮肤干燥，洗脸的次数要相对减少，每天洗脸两次即可。

按摩拍打

孕妈妈洗完脸后可以轻轻拍打几下，等水分半干时再用温和的润肤霜均匀地搽于面部，并且对皮肤进行适当的按摩，这样有利于保持皮肤水分，促进皮肤的血液循环。

注意饮食

孕妈妈可以适当地多喝水，多吃一些新鲜蔬菜和水果，必要时也可服用一些维生素 B_2，而且多吃富含维生素 C 的食物，如柑橘、草莓、蔬菜等，还应多吃富含维生素 B_6 的牛奶及其制品，以防治皮肤干裂。另外，孕妈妈尽量避免吃辛辣食品、饼干和方便面，不喝浓茶和咖啡，否则会使皮肤更加干燥而无光泽。

居住环境适宜

孕妈妈一定要保持室内的温度，最好有空气加湿器，或在室内放一盆水。

适当运动

为减少腹部妊娠纹出现的可能，孕妈妈在怀孕前就要注意适当的锻炼，增加腹部肌肉和皮肤的弹性。怀孕后，要注意适当控制体重增长的速度，避免超重。

孕妈妈如何护理头发

在孕期，为了使胎宝宝能够正常发育，孕妈妈衣、食、住、行，事事都要小心，对头发的护理也要注意。那么，孕妈妈应该如何护理头发呢？

选择洗发水

孕妈妈的皮肤十分敏感，为了防止刺激头皮影响到胎宝宝，孕妈妈要选择适合自己的发质且性质比较温和的洗发水，最好继续延用怀孕前用的同种品牌的洗发水。突然换用其他品牌的洗发水，皮肤可能会不适应，从而造成过敏现象。

洗头后湿发处理

洗发后，孕妈妈切勿顶着湿头发睡觉或上街，也不可用吹风机吹干头发。因为头发不干就睡觉或上街容易感冒，电吹风机吹出的热风，含有微粒的石棉纤维，可通过孕妈妈的呼吸道和皮肤进入血液，经胎盘进入胎宝宝体内，从而诱发胎宝宝畸形，甚至发生早产等情况。

孕妈妈可用吸水性强、透气性佳的干发帽吸干头发。不过一定要注意选择用抑菌又卫生、质地柔软的干发帽、干发巾。

不易烫、染发

孕妈妈在孕期不适宜烫、染头发。尤其是在孕前期，因为这段时期是胎宝宝器官发育最关键的阶段，在这个阶段如果孕妈妈染烫头发时保护不当或使用了有害的物质，可能会造成胎宝宝畸形。

孕妈妈还能化妆吗

爱美是人的天性，尤其是女性，化妆对她们变得越来越重要。但是，孕妈妈化妆要慎重，最好不用化妆品，这是因为部分化妆品及一些伪劣的化妆品含有铅、汞、砷等对人体有害的元素，不少黑发乳和染发水一类的化妆品含有高量的铅、铜等。不利于保护孕妈妈的皮肤，而且对胎宝宝也会产生一些不良影响，需要引起注意。

染发剂

研究发现，染发剂对孕妈妈的皮肤和胎宝宝都有影响，有可能会导致皮肤癌、乳腺癌、胎宝宝畸形。所以，孕妈妈千万不要使用染发剂。

烫发精

孕妈妈最好不用。因为烫发精是一种化学制剂，会经过头皮侵入血液中，对胎宝宝的健康发育造成影响。同时，孕妈妈在分娩后半年内也不要烫发，因为这个时期发质比较脆弱，极易脱发，烫发精有加重脱发的可能。

口红

口红是由各种油脂、颜料化合而成的化妆品，一般情况下对人体无明显危害性，但孕妈妈最好不用。因为口红中的羊毛脂能吸附空气中各种对母体有害的重金属微量元素，又能吸附进入胎宝宝体内的大肠杆菌等微生物。同时，还具有一定的渗透作用。孕妈妈如果经常涂抹口红的话，一些有害的物质就很容易进入体内，从而影响到体内胎宝宝的健康。所以，孕妈妈最好不涂口红。

孕妈妈不能碰的美容项目

化妆几乎成为现代女性文明的一个标志，孕妈妈也不例外。但是，由于孕妈妈特殊的生理状况，在美容护肤时有很多地方需要特别留意，否则会对孕妈妈自身产生一些不利影响，同样会影响胎宝宝的健康发育。

1. 孕妈妈应注意清洁脸上出现的小疙瘩，如果痘痘或湿疹很严重，不要盲目选择外擦或其他功能性的化妆品，应该去找皮肤科的医生寻求帮助。
2. 孕妈妈怀孕后不适合再使用一些功能性的护肤品以及抗衰老的化妆品。
3. 孕妈妈不应该涂指甲油，尽量少用口红。

4 孕妈妈去医院作定期产前检查时，尽量不要化妆。因为化妆品可能会掩盖脸色，影响医生诊断结果。

5 孕妈妈不要烫发，尤其是怀孕的头三个月。

6 孕妈妈做美容时不可长时间保持平卧的固定姿势。必须根据自己的情况和美容师协调好，随时活动一下身体。

7 孕妈妈一定要杜绝专业的美容漂白项目、任何电疗项目、足部反射疗法、压点式按摩等。

8 孕妈妈不要进行桑拿浴，因为桑拿温度高，会增加孕妈妈流产的机会。

9 孕妈妈使用香精油一定要遵从医生建议，做香薰项目时也要特别小心。

10 孕妈妈不要盲目选择祛斑产品。切记不要过于相信广告中祛斑产品功效的夸张说法。

孕妈妈穿鞋应注意什么

怀孕之后加速的分泌会使关节及韧带松弛，许多孕妈妈到了孕中晚期则会出现足底筋膜炎，痛感会更加明显。再加上腰酸背痛，因此，孕妈妈选择穿合适的鞋子是必不可少的。

防震 走路时脚底要承受来自地面的冲击，所以鞋底的设计就很重要，比如鞋底带气垫的气垫运动鞋，就可以很好地吸收走路或运动时脚部对地面所产生的作用力与反作用力，以降低伤害，也就是说可以“吸震”。

弹性

良好的弹性来自高质量的鞋底、鞋面材料，它可以给足部活动以弹性的空间。否则，如果双脚被缺乏弹性的材料束缚，就会造成摩擦、脚趾变形等问题。所以买鞋时可以轻微弯曲鞋底，拉拉鞋面的材质，看看弹性如何。

透气

在孕晚期，孕妈妈的脚长时间处于肿胀的状态，将鞋子撑得满满的，鞋子不透气，容易滋生细菌，引发脚气等疾病。所以，应该选择真皮或透气性好的材质。

款式

孕妈妈怀孕时的鞋子款式并不单纯只是符合个人对美的喜好，还必须由肿胀的脚面决定，比如，孕妈妈不适合穿窄细线条的鞋或尖头鞋等。另外，穿着方便的款式也是很重要的因素，比如用方便的粘贴设计取代鞋带，或是简单的拉链，一拉即可。某些可以伸缩的松紧带鞋也可以选择。

防滑

鞋底及鞋内要有防滑设计，并且耐磨度要好。超市里出售的防滑鞋垫，也可以起到一定的作用。

孕 4 月的产前检查

在怀孕 4 个月，孕妈妈应该去医院做第二次产前检查。医生通过全面而系统的产前检查，有助于了解孕妈妈的健康状况以及胎宝宝的生长发育情况，以保障孕妈妈和胎宝宝的健康和安全。

测量体重、腰围

测量体重是为了检查孕妈妈的体重增加是否属于正常范围之内。因为体重的异常增加，有可能是妊娠期高血压疾病。测量腹围、子宫底，是为了查看宝宝是否顺利成长。根据怀孕周数，腹围过大时，可能是双胞胎或羊水过多症状等。

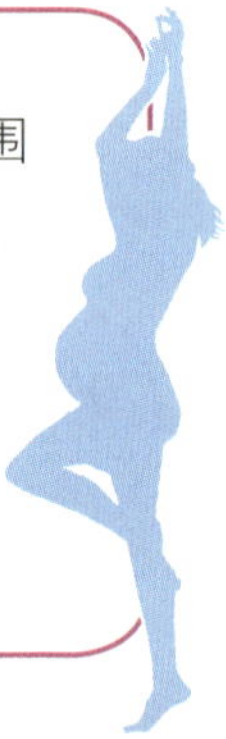

尿常规

检查孕妈妈尿中的糖和蛋白质的含量，检查的结果有助于糖尿病和妊娠期高血压疾病的早期发现和治疗。在检查的当天，孕妈妈要注意进食的时间。不要把检查安排在饭后很短的时间之内。因为人刚吃完饭的时候，尿里容易出现糖分，这时做尿常规化验容易得出错误的结论，误导医生做出错误的诊断。孕妈妈应该在饭后至少两个小时后再进行尿常规的化验。

测量血液

检查孕妈妈有无高血压、低血压。如血压升高，有妊娠期高血压疾病的危险，医生会采取措施以及时预防妊娠期高血压疾病。

超声波畸形筛查

在孕 11~14 周内进行胎宝宝早期超声筛查，除了可以检查出无脑儿等致死性畸形外，还可以通过检测胎宝宝颈项透明层厚度，早期评估胎宝宝染色体异常的患病风险，并可以确定孕龄，为评估胎宝宝生长提供依据。

自己学会看 B 超单

拿到 B 超单后，很多孕妈妈对 B 超单上的专业名词很困惑，不知道是什么意思。为了便于掌握胎宝宝和自身健康状况，孕妈妈有必要学习一下怎么看懂 B 超单。

胎囊

只在孕早期出现，位于子宫的底部、前壁、后壁、上部或中部，形态圆形或椭圆形，清晰的为正常；不规则形、模糊，位于子宫下部的为异常。伴有腹痛或引导流血的，则有流产的征兆。

胎头

轮廓完整的为正常，缺损、变形为异常，脑中线无移位和无脑积水为正常。BPD 代表胎头双顶径，怀孕到足月时应达到 9.3 厘米或以上。8 个月以后，平均每周增长约为 0.2 厘米为正常。

胎心 有、强为正常，无、弱为异常。胎心频率正常为每分钟120~160次。

胎动 有、强为正常，无、弱可能是胎宝宝正在睡眠中，也有可能为异常，需要综合判断。

胎盘 B超单上的位置标明胎盘位于子宫壁的哪个方位，其正常厚度为2.5~5厘米，Ⅰ级表示胎盘成熟的早期，Ⅱ级表示胎盘接近成熟，Ⅲ级提示胎盘已经成熟。

股骨长度 它指的是胎宝宝大腿骨的长度，正常值与相应的怀孕月份的BPD值差2~3厘米。

羊水 羊水深度在3~7厘米之间为正常，小于3厘米或大于7厘米则意味着羊水减少或羊水增多。

脊柱 胎宝宝脊柱连续为正常，缺损为异常，预示着脊柱有可能畸形。

脐带 脐带漂浮在羊水中为正常，如在胎宝宝颈部可能为脐带绕颈。W+D:W表示怀孕的周数，D为天数如20W+20D，就是怀孕20周零20天。

孕期各阶段B超正常参数值			
孕周	双顶径（cm）	平均腹围（cm）	平均股骨长度（cm）
16周	3.62±0.58	10.32±1.92	2.10±0.51
18周	4.25±0.53	12.41±1.89	2.71±0.46
20周	4.88±0.58	14.80±1.89	3.35±0.47
22周	5.45±0.57	16.70±2.23	3.82±0.47
24周	6.05±0.50	18.74±2.23	4.36±0.51
26周	6.68±0.61	21.62±2.30	4.87±0.41
28周	7.24±0.65	22.86±2.03	5.35±0.55
30周	7.83±0.62	24.88±2.03	5.77±0.47

续表

孕期各阶段B超正常参数值			
孕周	双顶径（cm）	平均腹围（cm）	平均股骨长度（cm）
32周	8.17±0.65	26.20±2.33	6.43±0.49
34周	8.61±0.63	27.99±2.55	6.62±0.43
36周	8.81±0.57	29.44±2.83	7.20±0.43
38周	9.08±0.59	30.63±2.83	7.20±0.43
39周	9.21±0.50	31.34±3.12	7.34±0.53
40周	9.28±0.50	31.49±2.79	7.40±0.53

运动注意事项

孕妈妈适当运动有利于自身与胎宝宝的健康，但孕期运动要注意方法适当，以免受伤或对胎宝宝产生不良的影响。

1. 掌握运动量。一般来说，孕妈妈在运动时，体温不要超过38℃，时间以30~40分钟为宜。孕妈妈运动时心率不能过快。运动中孕妈妈如果出现眩晕、恶心或疲劳等情况，应立即停止运动。

2. 运动前和运动后要喝足够的水，运动中要多注意停顿休息。

3. 运动时应穿着宽松的服装，如果下水游泳，应穿专门为孕妈妈设计的游泳衣。

4. 运动前后一定要进行热身和放松活动，尤其要注意活动韧带部位。

5. 不要在太热或太潮湿的环境里面活动，最好在空气清新、绿树成荫的场所锻炼，这对孕妈妈和胎宝宝的身心健康均有裨益。

6. 怀孕超过4个月以后就应当避免仰卧姿势的运动，因为胎宝宝的重量会影响孕妈妈的血液循环。

7. 运动时如何从仰卧到站立是非常有讲究的：应先侧卧，然后用一只手的肘部和另一只手支撑身体，等慢慢地转换成坐姿后再站起来。

孕妈妈可以有性生活吗？

怀孕中期，因为胎盘已经形成，妊娠比较稳定；而且早孕反应也结束了，孕妈妈的性欲会相应增加，需要准爸爸的恩爱。同时，夫妻做爱时随着子宫的收缩、血管的充盈，可以运送更多的血液和营养，有利于胎宝宝的成长。但是，性生活不是多多益善，必须合理安排。

做好个人卫生

性生活不注意卫生容易引发感染，尤其不清洁的手与性器官接触后，会导致细菌感染，所以，夫妻做爱前，准爸爸要充分对手掌以及指甲等进行清洗，并且养成勤剪指甲的习惯。

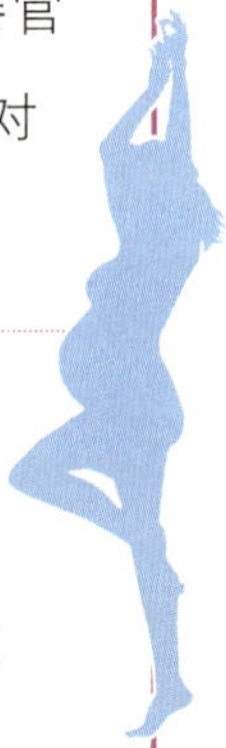

前戏不要激烈

有些孕妈妈由于乳头被过度刺激可能引发腹部肿胀，因此准爸爸要尽量避免过度抚摩妻子胸部。特别是在发生乳头流出液体的现象时，最好不要再进一步刺激乳房。另外，还要尽量避免过于激烈地爱抚阴道。

选择好体位

夫妻性生活时最好采用孕妈妈在上的体位，这样的体位便于孕妈妈掌握性交的深度和角度，而且不会挤压到腹部。也可以用采侧卧位。还有准爸爸的动作也要轻柔，不能太激烈。

使用安全套

精液中含有使子宫收缩的前列腺素，尤其曾经有过剖腹产或早产的孕妈妈或者腹部易肿胀的孕妈妈，在做爱时最好让准爸爸带上安全套，或采取体外射精。

掌握好频率

这一时期夫妻性生活频率以每周 1~2 次为宜，不能太频繁。否则，会使孕妈妈身心疲惫，不利于胎宝宝的健康成长。

多跟宝宝“对话”

孕中期是进行胎教的最佳时期，孕妈妈可以和准爸爸一起对胎宝宝进行对话胎教，对孩子将来在语言、认知、情绪和行为能力等方面的发展很有好处。

★ 和宝宝聊天

孕妈妈或准爸爸对宝宝进行对话胎教时，不必为说什么话题绞尽脑汁，完全可以就地取材，把生活琐事、工作、学习、娱乐作为聊天内容，随时跟胎宝宝聊一聊。当然，聊天内容也可以是对宝宝的问候或祝福。例如，早晨起床后，可以请求抚摸腹部对胎宝宝说：“宝宝，咱们起床了，和妈妈一起去散步吧。”出去散步时，讲讲路边漂亮的建筑、花坛等。

★ 讲故事、唱儿歌

孕妈妈或准爸爸应该经常给宝宝讲讲故事。在给胎宝宝讲故事时，孕妈妈或准爸爸要充满感情，并且尽量地发挥自己的想象，让故事内容在自己的脑海里呈现出一个个具体生动的形象。除此之外，胎宝宝还喜欢听韵律感极强的儿歌，所以，孕妈妈或者准爸爸可以经常声情并茂地念一些优美、悦耳的歌谣给宝宝听，一首歌谣可以反复地念。记住，无论说多少次，宝宝也不会感到厌烦。

多跟宝宝一起听音乐

研究发现，高雅、优美的音乐能促进胎宝宝神经系统和感觉器官的发育，刺激胎宝宝的大脑，更好地开发胎宝宝的智力。另外，旋律优美的音乐也能促使孕妈妈分泌出一系列的有益健康的激素，有利于胎宝宝的生长发育。

选择胎教音乐

孕妈妈在选择胎教音乐时一定要慎重，最好请专业人员帮忙。因为作为胎教音乐，在频率、节奏、力度和频响范围等方面，尽可能与宫内胎音合拍，不是孕妈妈自己听一听音乐是否好听，而是看它是否经过了医学、声学的测试。其实，一些世界名曲都是不错的胎教音乐。比如：贝多芬的《田园》、约翰森的《杜鹃圆舞曲》、罗伯特舒曼的《梦幻曲》、瓦尔第的小提琴协奏曲《四季》、勃拉姆斯的《摇篮曲》、柴可夫斯基的《B小调第一钢琴协奏曲》等等。

欣赏胎教音乐

把选择好的音乐在距离孕妈妈1~2米的地方播放。孕妈妈在每天多次的音乐欣赏中，会产生许多美好的联想，心情愉悦，而这种感受可以通过孕妈妈的神经体液传导给胎宝宝。

哼唱抒情歌曲

孕妈妈每天哼唱几首歌，最好是抒情歌曲，也可以是摇篮曲。唱时应性情愉快，富有感情，通过歌声的和谐振动，使胎宝宝有一种世界是美好的感觉，孕妈妈自身也能获得感情上的满足。

对宝宝进行“爱抚”

胎宝宝发育4个月后，孕妈妈可以用手在腹壁上轻轻叩打或抚摸，触动胎宝宝的身体，这样可以促使胎宝宝的体感神经和中枢神经元发育，而且还有利于胎宝宝的感觉中枢的发育和成熟，将来孩子出生后，在感觉统合功能的发展上，更比一般孩子好，不容易出现感觉统合失调的情况。

踢肚游戏

孕妈妈不妨和胎宝宝玩踢肚游戏。这个时期的胎宝宝已经可以通过胎动来与父母进行互动了，所以，孕妈妈闲暇时或者感觉胎宝宝心情好，和胎宝宝进行踢肚互动游戏。

方法：孕妈妈仰卧在床上，双手放在子宫的位置，轻轻抚摩胎宝宝。每次3~5分钟。当胎宝宝踢肚子时，孕妈妈可轻轻拍打被踢部位，然后再等待第2次踢肚。一般在1~2分钟后，胎宝宝会再踢，这时再拍几下，接着停下来。如果拍的地方改变了，胎宝宝会向改变的地方再踢，注意改拍的位置离原来的位置不要太远，这样可锻炼胎宝宝的运动能力。

注意问题

1．孕妈妈的手法宜轻柔，循序渐进，不可急于求成，时间不要超过10分钟。否则，只能适得其反。

2．孕妈妈做踢肚游戏之前应排空小便。

3．孕妈妈应当保持稳定、轻松、愉快、平和的心态。

4．孕妈妈进行踢肚互动游戏时，室内环境应舒适，空气新鲜，温度适宜。

5．如遇到胎宝宝“拳打脚踢”式的强烈反应，表示胎宝宝不高兴了，这时孕妈妈应停止动作，可轻轻抚摩胎宝宝头部，安抚胎宝宝。

6．对于那些有不规则子宫收缩、腹痛、先兆性流产或先兆性早产迹象的孕妈妈来说，不宜进行踢肚游戏，以免发生意外。而且，曾有过流产、早产、产前出血等不良产史的孕妈妈，也不宜进行踢肚游戏。

孕4月营养宝盒

一般来说，孕4月是胎宝宝迅速生长发育的时期。因此，孕妈妈要及时补充孕期营养要素。孕妈妈和家人要根据这一阶段的孕期营养需求安排好饮食计划，尽量保证多样化、荤素搭配、少食多餐。

充分摄取营养

怀孕第 4 个月饮食的重点是要使孕妈妈摄取足够的营养。在这个时期，由于早孕反应结束，孕妈妈身心皆舒适，胎宝宝的内环境很安定，孕妈妈食欲比较旺盛。

多吃蔬菜或水果

孕妈妈应多吃一些芹菜、萝卜等含粗纤维的蔬菜或水果，对清洁口腔有利，而且充分的咀嚼可以起到锻炼牙齿、按摩牙龈的作用。

少吃辛辣食品

虽然孕妈妈要比平时摄取更多的营养，但是也要控制食用过咸食物、辛辣食品和冷食，如大蒜、辣椒、冷饮等。因为这些食物可能会导致腹泻、流产及早产。同时，由于孕妈妈可能会有一些轻微的胃酸反应。因此，可以少吃一些薯类、豆类食物，以免造成胃酸分泌过多。

少吃高糖食物

孕妈妈应注意，高糖食物会使体重超标，从而诱发妊娠糖尿病等疾病。另外，一些含有添加剂和防腐剂的食物可能导致畸胎和流产，孕妈妈也要注意少吃。

孕 4 月饮食禁忌

孕妈妈怀孕后，为了给宝宝创造一个良好的生长环境，尤其要保证宝宝正常发育所需的各种营养素和矿物质。所以，孕妈妈要多吃。但是，孕 4 月如果孕妈妈不注意饮食，吃了一些不该吃的食品，就有可能对胎宝宝产生不良影响。

咖啡和浓茶

因为这些饮料中含有咖啡因。这种物质不仅使得孕妈妈神经系统兴奋、心率增快，甚至还可能通过胎盘刺激胎宝宝，影响胎宝宝发育。

加工食品和食物添加剂

食品调味剂、着色剂等化学制品等物质对孕妈妈自身健康和胎宝宝生长发育很不利，孕妈妈应尽可能少吃保存过久加工过的食物。

盐和味精

味精的主要成分为谷氨酸钠，这种物质会阻止胎宝宝对锌的吸收；放盐过多会感到口渴，要饮用大量的水，既可能引起液体驻潴留，也可能引发妊娠高血压症，对身体不利。

维生素和矿物质

由于糖和甜食属于精制碳水化合物，孕妈妈吃多了会产生很多问题，比如牙疼痛、血糖高等。

孕4月推荐食谱

孕妈妈怀孕4个月，早孕反应已经不见了，这个时候孕妈妈的食欲开始大增，而胎宝宝也在快速发育。孕妈妈应该注意摄取蛋白质、钙、维生素等营养。

老北京疙瘩汤

原料

西红柿2个，面粉适量，香菜少许，葱适量，金针菇少许。

功效

西红柿含有的苹果酸、柠檬酸能够刺激孕妈妈食欲，促进胃酸分泌，帮助消化，增强胃肠的吸收功能。

烹制方法

（1）面粉加水搅一下，将搅好的面粉捏成面疙瘩。
（2）金针菇洗净切段。西红柿用水烫一下后，剥皮备用。
（3）锅内倒油，煸香葱花，翻炒西红柿。
（4）煸好的西红柿加水，加入金针菇段。
（5）汤沸腾把搅拌好的面絮倒进去，放入盐。
（6）将打散的鸡蛋均匀地倒入锅内慢慢搅拌，出锅前淋香油，最后撒上香菜。

冬瓜海带猪骨汤

原料 猪小排400克，海带1根，冬瓜1小块，食盐少许，姜，蒜适量，葱白少许。

功效 冬瓜富含维生素C，钾含量高，钠盐含量低，可以预防妊娠水肿和妊娠期糖尿病。而且冬瓜富含淀粉、蛋白质、脂肪、多种维生素和人体必需的微量元素，能够调节人体的代谢平衡。

烹制方法

（1）将海带提前1~2小时泡软，洗净后切条。

（2）冬瓜去皮洗净切小块。

（3）将排骨入冷水锅中去掉血腥味，水沸后关火。

（4）加入温水和排骨，加入姜片和葱段，大火烧开转小火煨制半小时左右。

（5）放入海带。再煨20分钟左右加入冬瓜、蒜粒和盐。

（6）大约20分钟至冬瓜熟制后即可关火。

chapter 6 孕5月

感受宝宝的胎动

胎宝宝的发育情况

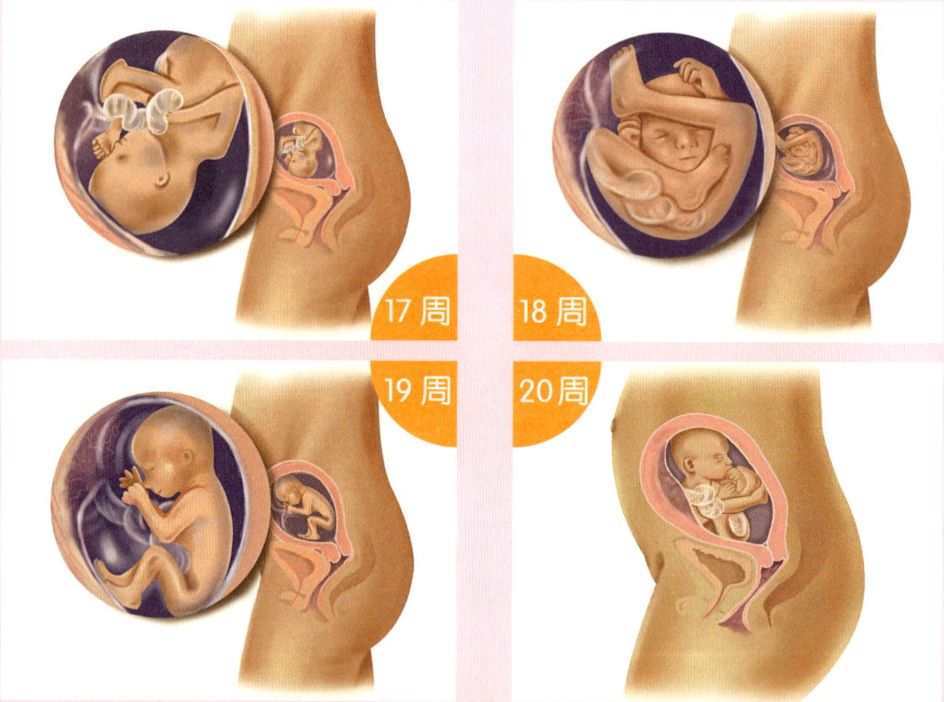

体重 300 克左右。

身长 25 厘米。

五官 胎宝宝的头脑发育加速。胎宝宝长出了头发；牙齿正在发育；内耳的骨头已经形成，鼻子发育成能被辨别出的形状了，眉毛和眼睑完全发育成熟，眼睛依然闭着。胎宝宝可以感觉声音，对子宫外的声音有反应。

四肢 上、下肢已发育良好，胳膊、腿的活动活跃起来，能一只手紧握另一只手。

器官 皮肤呈现红色，皮下脂肪开始沉积。大脑尚未产生皱褶，但基本的构造已经形成。神经系统逐渐发达，延髓部分的呼吸中枢开始发挥作用。胎宝宝能够吮吸手指和自由活动身体。心脏搏动强劲，可明显听到胎心的活动。

胎动 胎宝宝在子宫里滚动、转身、打嗝、伸展胳膊和腿，孕妈妈能够明显感觉得到。

宝宝第一次胎动

胎动是指胎宝宝在孕妈妈子宫腔里的活动冲击到子宫壁的各种动作，比如，胎宝宝在子宫里滚动、转身、打嗝、伸展胳膊和腿等。一般从第 5 个月开始，孕妈妈可以非常明显地感受到胎宝宝在子宫内所做的伸手、踢腿等动作，这就是胎动。如果孕妈妈怀孕 5 个月后，仍然没有感觉到胎动，往往预示着胎宝宝可能存在异常。这时，孕妈妈应该在家人的陪伴下去医院做检查。影响胎动的因素主要有以下几个：

★ 腹壁的薄厚

孕妈妈如果腹壁很厚，感觉胎动就会困难一些，而那些腹壁薄的孕妈妈到妊娠后期，在宝宝胎动的时候，都有可能从肚子外面看到鼓起的一个小包。

★ 羊水多少

羊水是怀孕时子宫羊膜腔内的液体，它是胎宝宝在母体内的安全护垫，也可以说是胎宝宝的“生命之水”。羊水多的孕妈妈，对宝宝胎动的感觉会迟钝一些。

★ 孕妈妈的敏感度

孕妈妈的感觉灵敏度因人而异，所以对胎动的感觉也是不一样。开始的时候，宝宝的胎动很微弱，有的孕妈妈会比较敏感，而有的孕妈妈就会感觉不到。

了解胎动的规律

胎动次数的多少和胎动的快慢以及强弱常常表示胎宝宝的安危。如果胎动正常则表示胎盘功能良好，胎宝宝需要的氧气比较充足，胎宝宝发育健全。孕妈妈如果想知道胎宝宝是否健康成长，就应该学会观察胎动。如果发现胎动异常频繁（突然增加一倍以上）或者胎动减少（较平均次数减少近一半），就应该意识到胎宝宝宫内缺氧，要做好去医院就诊的准备。

胎动规律

通常情况下，24 小时内胎动强弱及次数有一定的变化。一天之中，早晨次数最少，18 点以后增多，20~23 点是胎动最活跃的时间。胎动的强弱和次数个体差别很大，这是因为胎动不仅与孕妈妈体质、营养有关，而且还和孕妈妈的性格、情绪、爱好以及外界环境的声音、光线和宫内压力有关。另外，随着胎宝宝越长越大，胎动也会越来越明显，越来越密集。怀孕至 29~38 周为胎动最为频繁的时期，28~32 周时达高峰，到了 38 周后接近足月时，胎动又开始逐渐减少。

记录好胎动

怀孕 5 个月的孕妈妈应当天天定时数胎动。一般是在正餐后卧床或坐姿计数，每日 3 次，每次 1 小时左右。每天将早、中、晚各 1 小时的胎动次数相加再乘以 4，就能得出 12 小时的胎动次数。如果在 12 小时内胎动数大于 30 次，说明胎宝宝状况良好，如果为 20~30 次，就要注意第二天的计数情况，如果胎动下降至 20 次，则有必要告诉医生，以便做进一步检查。

孕妈妈为什么取左侧卧位

对于平常人来说，无论取什么姿势睡眠都无关紧要，只要自己感觉舒适就行。然而对于孕妈妈来讲，适宜的睡眠体位对胎儿生长发育及防治妊娠并发症都至关重要。

妊娠早期，一般由于子宫增大不明显，体位对胎儿和母体的影响不大。妊娠 5 个月以后，子宫增大迅速，孕妈妈仰卧位时，增大的子宫压迫脊柱侧前方的腹主动脉，使子宫胎盘血流灌注减少；压迫下腔静脉，回心血量减少，心输出量相对减少；除减少子宫胎盘血流量外，还会造成全身各器官供血量减少；出现头晕、心慌、恶心、呕吐、出冷汗、血压下降、脉搏加快等症状。持续的时间越长也就越容易影响到胎盘的供血量。造成胎儿宫内发育迟缓、宫内窘迫或死胎。

另外，由于下腔静脉受压，致心输出量减少，造成肾血流量不足，会引起血管紧张素含量升高，使血管收缩，血压升高，加重或诱发妊娠高血压综合征；同时肾血流量减少、肾小球滤过率降低，排尿量减少，易引起孕妇钠水潴留而发生水肿；当子宫压迫骨盆入口处通过的输尿管时，使尿液排流不畅，还可增加肾盂肾炎的发病率。而且，下腔静脉受压回流受阻，又会引起或加重下肢水肿、外阴水肿、下肢静脉曲张与痔疮。由于下腹有乙状结肠的解剖位置关系，中晚期妊娠子宫均有不同程度的右旋，使子宫血管受牵拉或扭曲，也会减少子宫胎盘的供血量。

孕妈妈睡觉采取左侧卧位时不仅有利于子宫右旋缓解，还可避免增大的妊娠子宫压迫腹主动脉及下腔静脉和输尿管，增加子宫胎盘血流灌注量及肾血流量，有利于胎儿的生长发育和防治母体妊娠期并发症，降低围产期孕妇和胎儿发病率及死亡率。当然，在长时间的睡眠中，不可能保持一种姿势不变，可以左右交替，但宜多取左侧卧位为最好。

出现失眠，绝不能吃安眠药

随着胎宝宝的生长，孕妈妈的子宫变大，对膀胱的压力也会增大，使得孕妈妈小便次数增多，频繁起夜，或者夜间胎动频繁、腿抽筋、后背痛、心率加快、气短、胃灼热及多便、多梦、精神压力大等，都会影响孕妈妈睡眠。另外，怀孕的孕妈妈在精神和心理上都比较敏感，对压力的耐受力也会降低，常会失眠。

这个时期孕妈妈千万不要随便吃安眠药，否则很容易导致先天性畸形婴儿。畸形可表现为无脑儿、先天性心脏病、严重四肢畸形、唇裂、腭裂、两性畸形、先天性髋关节脱位、颈部软组织畸形、尿道下裂、多指（或趾）、副耳等。孕妈妈应在医生指导下调整睡眠。

★ 避免饮用有刺激性的饮品

尽量避免饮用含咖啡因和碳酸类饮料，如汽水、咖啡、茶等，如果确实想喝，要在早晨或下午午睡后饮用。

★ 睡前饮一杯加糖的热牛奶

这能增加人体胰岛素的分泌，促使人脑分泌睡眠的血清素；同时牛奶中含有微量吗啡类物质，具有镇定安神的作用，从而促使孕妈妈安稳入睡。

★ 临睡前饮食禁忌

早饭和午饭多吃点，晚饭少吃且不要喝过多的水或汤，有利于睡眠。睡前采取一些对自己有效的催眠方法，如散步、沐浴、热水泡脚等，必要时可加用一些药物。

★ 采用正确的睡眠姿势

在孕 7~9 个月时，建议孕妈妈左侧卧位睡眠，这是因为肝脏在腹部的右侧，左侧卧位使子宫远离肝脏。左右侧交替，可缓解背部的压力。

孕 5 月，孕妈妈的生理变化

孕妈妈到了孕 5 月，发生的生理变化主要表现在以下几个方面：

下腹部突出，臂部丰满

到 5 月末也就是怀孕 20 周的时候，孕妈妈已经度过了孕期的一半，此时肚子明显地鼓胀起来。臂部也因脂肪的增多而显得浑圆，从外形上开始显现出较从前更加丰满了。

发质改变

由于激素的变化，孕妈妈头发的生长速度一般会加快，显得比以前多而且有光泽。但另一种可能是油性发质显得更油，干性的发质变得更干、更脆，而且头发也会掉不少。

皮肤变化

由于孕激素和雌激素分泌的变化很大，孕妈妈的皮肤也会有很大的改变。有的孕妈妈皮肤变得滋润有光泽，有的则越发油腻，甚至会生出小痘痘，干性皮肤则变得更加干燥以至有皮屑脱落。

乳房变化

伴随着乳房的胀大，孕妈妈左、右乳房之间的距离也开始逐渐变宽，双乳开始向腋下扩展并下垂。乳头很干燥，有时出现内陷。有些孕妈妈还能挤出黏稠、颜色微白的液体。

关节韧带变得松弛

孕5月，孕妈妈会感到手指、脚趾和全身关节韧带变得松弛，这是由于体内孕激素改变引起的，不要过于担心。

偶尔呼吸急促

怀孕不仅会让孕妈妈看到自己身材的变化，也会使孕妈妈感受到身体各个器官的一些不适。比如，孕妈妈有时会觉得呼吸突然变得急促起来，特别是上楼梯的时候。其实，孕妈妈不用担心，这是因为血容量增加，日益增大的子宫使得膈肌上抬造成的。

孕妈妈更换新内衣

孕妈妈整个孕期内，身体会发生明显的改变，乳房变得越来越大，腹部也会不断隆起，如何选购合适的内衣成了孕妈妈不得不面对的问题。

内衣款型

孕妈妈如果感觉穿着原来的内衣有些不舒服，就应该考虑购买较大尺寸的内衣了。选购内衣时最好以舒适为原则。孕妈妈一定要试穿后才能挑选出更适合自己的款型。另外则是要大小适中，穿着时轻松自如为宜。

内衣质地

合适孕妇的内衣，必须有可以吸汗和保持胎儿的位置等作用。要达到这些目的，孕妈妈要选择纯棉、纯毛等天然纤维制造的内衣。由于怀孕以后，孕妈妈的体表温度要比平常提高2℃ ~3℃，所以比较不怕冷，如果在夏天则感觉更热。而且由于新陈代谢的加速，腹部、胸部和皮肤都会有膨胀的感觉。因此，孕妈妈的内衣应选择比以往较轻薄、更柔软的质地。

胸罩

孕妈妈发现胸部有改变即可开始换穿孕妇胸罩。同时，在怀孕后期可以考虑选择哺乳型胸罩，以为产后哺乳做准备，而且可以为垫吸乳留出足够的空间。胸罩的布料最好选择吸汗、舒适、具有一定伸缩性的材质。一般来说，无钢圈胸罩或运动型胸罩较舒适，孕妈妈也可以选择可调整背扣的胸罩，因为它可以依据胸部变化来调整胸罩大小。但是，孕妈妈无论选择哪种类型的胸罩都应选择支撑力较强的胸罩，以免在胸部孕期变大后自然下垂。

选择合适的孕妇装

孕妈妈在怀孕 5 个月时，就要开始选购孕妇装了。选购孕妇装应以不妨碍胎宝宝的生长发育为前提，以宽大舒适、透气性良好、吸汗力强、防暑保暖与穿脱方便为原则，结合个人喜好选择衣服的颜色与款式。

款式宽松

绝大部分孕妈妈不会希望自己买来的孕妇装只能穿上一个月，所以尽量选择合适自己的尺码，并且放远眼光，为即将迅速膨胀的未来体态准备足够的空间。因此，孕妈妈选择孕妇装时要选择宽松的款式，千万不要选择修身式的。宽松的胸腹部、袖口会让孕妈妈感到舒适。衣服最好是开前襟或者是肩部开扣的，便于穿脱。在宽松的原则上孕妈妈可以根据个人的爱好选择不同款式。

选择天然面料

因为怀孕期间孕妇的皮肤变得敏感且易出汗，如果选择的面料不合适，容易引起过敏，严重的还会影响到腹中胎宝宝的健康成长。天然面料包括棉、麻、真丝等，而以全棉最为常见。从季节上来看，夏装以棉、麻织物居多；春秋季以平纹织绒织物、毛织物、混纺织物及针织品为主；冬季则可选用各种呢绒或带有蓬松性填料的服装。尽管目前孕妇装中化纤面料也不少，但好的孕妇装，一般会保证贴身部分为棉麻或丝的质地。

选择具有良好承托功能的服装

怀孕期间孕妈妈的体重增加，下围加大，如果不给予恰当的支持与包裹，日益增大的乳房就会下垂，乳房内的纤维组织被破坏后很难再恢复。所以，选择尺寸合适的文胸就尤为重要，其标准是：孕妈妈穿戴时乳房既没有压迫感，也不会感到空荡荡。

职场孕妈妈的注意事项

对于很多职场孕妈妈来说，怀孕期间的确比较辛苦。因为她要一边忙着手里的工作，一边还要照顾肚子里的宝宝。调查发现，很多怀孕后仍然工作的孕妈妈，由于工作繁忙，常常无暇顾及午餐。其实，午餐对于胎宝宝的健康成长来说是非常重要的，孕妈妈一定要改变日常工作的饮食坏习惯，给肚子里的宝宝创造一个舒适的成长环境。

午餐单一

很多孕妈妈午餐比较单一，常常一个面包或者一碗面条就搞定了。其实，这样的饮食习惯不利于宝宝的健康成长。因为长期吃单一的午餐，会使孕妈妈营养不均衡，容易导致早产，使胎宝宝机体功能低下，或者发育受限、畸形，甚至流产或胎死宫内。出生的宝宝长大后易生病，比如患糖尿病、高血压等。

大鱼大肉

职场孕妈妈因为经常参与同事聚餐，有的喜欢吃一些大鱼大肉。纵然肉类食品中的蛋白质会帮助胎宝宝的细胞组织成长，使大脑变得更加聪明。但含丰富蛋白质的大鱼大肉，也会使得孕妈妈体内脂肪堆积，导致组织弹性减弱，分娩时容易造成滞产或大出血，而且这些肥胖孕妈妈也会患上妊娠高血压综合征，甚至合并糖尿病、肾炎等疾病。

另外，孕妈妈在吃大鱼大肉的时候，千万不要忘了和一些蔬菜搭配食用，比如菠菜、西红柿等，只有这样才能保持营养均衡。

还有，孕妈妈在喝肉质类浓汤的时候，一定要记着配上萝卜块，因为汤里面的萝卜非常有利于消化。

贪吃快餐

一些孕妈妈喜欢吃汉堡、鸡块、比萨等快餐，但这些食物热量和盐分都很高，对肠胃具有刺激性，还是少吃。另外，由于速食产品和快餐流通量大，里面可能会含有食品添加剂，对孕妈妈自身和胎宝宝的健康都没有好处，所以最好不要食用。

忌吃辛辣食物

为了肚子里的宝宝，孕妈妈要避免吃辛辣油炸的食物，尤其是忌吃辣椒，因为辣椒属于热性食品，会损伤肠黏膜，引起腹痛或腹泻。不仅会引起习惯性流产、早产、难产，还会引起胎热或过敏性皮炎。而且辣椒中含有的麻木神经的物质，会对宝宝的神经造成影响。

孕妈妈要做好口腔护理

孕妈妈在怀孕后内分泌会发生很大变化，雌激素和孕激素水平也会不断升高，加上孕妈妈体温偏高，就会导致口腔产生异味，不太好闻。虽然说口腔异味对身体没有坏处，但却会影响孕妈妈的心情，同样也不利于胎宝宝健康成长。

经常漱口

孕妈妈平时应该多漱口，尤其是吃过饭后喝些水将口中的异味去除，也可以准备一些降火的饮料，或茶水、果汁等，以除去口腔中的异味，同时还要注意饮食前后的口腔卫生。

清洁舌苔

当孕妈妈口腔内出现难闻的气味时，可以在刷牙后顺便清洁一下舌苔，并彻底清除残留在舌头上的食物，这样做能够消除口腔内的异味。

定期检查牙齿

孕妈妈怀孕后的饮食习惯会发生较大改变，如进食次数增多、偏爱酸甜食等，容易出现牙龈出血、发炎等症状。存在牙龈表面的细菌就会释放出某些不好闻的气味，引起口臭。或者是被塞在牙缝或者舌头四周的食物腐败之后，也会引起一些不好闻的气味。因此，孕妈妈要定期检查牙齿，消除牙齿病变。

孕妈妈游泳常识

游泳这项运动特别适合酷爱游泳的孕妈妈。尤其是对于怀孕 5 个月以上的健康孕妈妈来说，游泳就像散步一样，都是比较好的锻炼方式。

★ 游泳好处

游泳能改善孕妈妈心肺功能，增加身体的柔韧性，促进血液循环，增强体质。在怀孕中期随着体重增加，孕妈妈的脊柱承受的压力越来越大，游泳可以调整孕妈妈的情绪，减少腰痛等不适。另外，游泳还可以帮助孕妈妈自然地调整胎宝宝臂围，对孕妈妈顺利分娩也很有帮助。

★ 游泳环境

孕妈妈最好在温水中进行，水温在 29℃ ~31℃之间为宜。水太冷容易使肌肉发生痉挛。不过，对于那些怀孕未满 4 个月、有过流产、早产史、阴道出血、腹痛者、高血压综合征、心脏病的孕妈妈来说，要避免游泳。另外，值得注意的是，胎膜破裂后，也不适宜游泳。

★ 选择正规游泳池

孕妈妈去游泳时不要去非正规的游泳池。因为一些泳池经常使用氯气对游泳池中的水进行消毒，如果其中的三氯甲烷含量较高，这种有害的气体就会通过皮肤吸收进入到孕妈妈的体内，增大流产的危险性。另外，孕妈妈游泳时最好有家人陪同。

预防阴道炎

怀孕之前，女性应先检查一下自己是否有阴道炎症，如果有的话，最好暂时不要怀孕，等治疗彻底后再怀孕。因为在怀孕期间，由于激素水平升高，孕妈妈阴道酸碱度改变、分泌旺盛、外阴湿润，有利于霉菌生长，加上身体的抵抗力有所下降，如果防护措施不到位很容易感染阴道炎。

★ 阴道炎类型

孕妈妈阴道炎主要包括霉菌性阴道炎、滴虫性阴道炎和细菌性阴道炎。其中霉菌性阴道炎最为常见。这是因为怀孕后胎盘分泌大量的雌激素和孕激素。雌激素使得体内合成很多的糖，虽然这是为胎宝宝发育所需，但由于阴道上皮里面也有很多的糖分，这就给寄生在那里的念珠菌造成了很好的营养和生长条件。

★ 预防措施

（1）孕妈妈平时要多穿棉质、宽松的内裤，单独清洗内裤，别用洗衣机。

（2）即使孕妈妈分泌量多也尽量不要用卫生护垫，长期使用护垫反而容易使阴部透气不良而致感染。

(3)勤换内裤，经常用清水清洗下身，记着别用清洗液。

(4)孕期性生活最好使用安全套，可以避免疾病的传播。

(5)孕妈妈不要过多食用含糖高的食物。

(6)孕妈妈要注意公共场所的卫生，尽量避免出入公共浴室或到消毒条件不好的游泳池游泳，以免给自己造成不必要的困扰。

(7)养成良好的卫生习惯，洗漱用具及毛巾用品要与家人分开使用。

(8)孕妈妈洗澡时最好不要坐浴，如果坐浴可使感染的机会增加，因为水中的细菌、病毒极易进入阴道、子宫，导致阴道炎、输卵管炎或引起尿路感染等。

(9)孕妈妈一旦发现感染要及时治疗，千万不要羞于启齿延误治疗。

警惕急性阑尾炎

对一些孕妈妈来说，妊娠期急性阑尾炎是常见的疾病之一。急性阑尾炎可发生于孕妈妈妊娠期的各个阶段。

阑尾炎原因

孕妈妈怀孕后，随着子宫的增大，会挤压阑尾；而且由于孕妇免疫力下降，免疫屏障减弱后，容易出现阑尾炎。

阑尾炎症状

孕妈妈发生的急性阑尾炎，大部分表现为右上腹疼痛，不会像普通人那样出现右下腹疼痛。当然，也有少数人因为盲肠比较固定或孕龄小，子宫不大，仍表现为右下腹疼痛。

治疗方法

对于孕妈妈来说，急性阑尾炎的早期诊断和及时手术治疗极为重要。一旦确诊，应立即进行手术。手术前、后及术中应用大剂量抗生素。术中要注意麻醉的安全性，操作要轻柔，以防引起流产或早产。术后要注意保胎。

预防措施

作为特殊群体，虽然孕妈妈肚子日益变大，身体臃肿，行动不便。但是，为了预防孕期发生急性阑尾炎，孕妈妈还是不要天天待在家里，平时应注意身体保健，适当锻炼身体，而且孕妈妈不要吃易引起胃肠结石的食物，比如柿子等。

另外，对那些有反复发作的慢性阑尾炎病史的孕妈妈来说，在怀孕之前可考虑切除阑尾。

胎心监护

胎心监护是胎心胎动宫缩图的简称，是应用胎心率电子监护仪将胎心率曲线和宫缩压力波形记下来供临床分析的图形。一般来说，胎心监护是正确评估胎宝宝宫内状况的主要检测手段，对于及早发现胎心异常和及时处理、降低围产儿死亡率起着非常重要的作用。

1

孕妈妈妊娠 15 周前，一般不用超声多普勒胎心仪进行自我监护。而对于孕 15~28 周的孕妇则每天测 3 次，每次 1 分钟左右。对于那些怀孕 28 周以后的孕妈妈，为了了解胎宝宝的健康情况，可以适当加长胎心监护的时间和次数。

2

胎心监护一般采用的是微波技术，对胎宝宝没有危害，孕妈妈只需要买胎心检测仪即可。目前在家中监护胎宝宝胎心，主要使用的仪器有胎语仪、胎心仪、听诊器等。

3

孕妈妈做胎心监测时，不仅要记录好一分钟多少次，而且还要注意胎心音的节律性是否忽快忽慢，如果检测到胎宝宝每分钟胎心跳动超过 160 次，或者在 120 次以下，或心跳不规则，有时快有时慢，跳跳停停等，均属于不正常，或是在胎心加快后出现胎心变慢，反应性差，胎动减少等，就表示胎心跳动出现了异常情况。孕妈妈应当立即就医，进行检查。

4

胎心变快有可能是胎宝宝缺氧，或者孕妇发烧引起的；而胎心变慢则可能是胎宝宝缺氧，或者孕妈妈服用药物、先天性心脏疾病等引起的。因此，当胎心监护出现异常时需仔细地分析情况，做出正确的判断及处理，如果确实有胎宝宝缺氧存在，应及早就医甚至分娩。

孕 5 月的产前检查

孕妈妈在怀孕 5 个月末，应该去医院做第三次产前检查，特别是有没有恶心呕吐的现象，有没有诸如头痛、眼花、浮肿、阴道流血或腹痛等症状。这次产检内容主要包括：身高的测量，体重的测量，腹围，子宫底的测量，血压的测量，尿常规化验及骨盆外测量等。

另外，除去在医院进行产前检查，孕妈妈或家人也可以进行自我监测，以便随时了解宝宝的生长情况，保证宝宝的正常发育。自我监测的方法主要包括：测胎动、听胎心及检查子宫底的高度。检测过程中如果发现胎动、胎心音或子宫底高度出现异常的现象，或与妊娠月份不符，则可能说明宝宝有缺氧、发育迟缓或存在其他不正常情况，甚至可能表明宝宝有危险，孕妈妈应该及时到医院做进一步的检查。

测量体重

孕妈妈的体重增加情况是判断胎宝宝是否正常的关键因素之一，因为如果孕妈妈体重增加很快，有可能发生了妊娠中毒症。

腹围、子宫底

测量孕妈妈的腹围和子宫底是为了查看胎宝宝是否顺利成长。按照怀孕周数的比率，腹围过大时，孕妈妈有可能是双胞胎，或者发生羊水过多症等。

测量血压

测量孕妈妈的血压主要是为了检查孕妈妈有没有发生高血压、低血压等症。如果发生血压升高的现象，孕妈妈就会有妊娠高血压综合征的危险，因此，医生会采取相应措施以及时防治妊娠高血压综合征。

化验尿常规

孕妈妈的尿常规化验是为了检查尿中的糖和蛋白质含量的多少，检查的结果有助于对糖尿病和妊娠中毒症的早期发现与治疗。需要注意的是尿常规化验应该在饭后至少 2 小时后进行。

测量骨盆

骨盆测量就是用骨盆仪测量骨盆的入口、出口和直径的尺寸。这项测量对初产妇尤其重要。据此判断孕妈妈产道的大小，可以判断能否自然分娩。通常情况，骨盆外测量的正常值以厘米计算，分别是髂棘间径 23~25 厘米，髂嵴间径 26~28 厘米，骶耻外径 18~20 厘米，坐骨结节间径 9~10 厘米。

孕 5 月营养宝盒

孕妈妈在孕 5 月时，由于胎宝宝的骨骼和牙齿生长得特别快，是迅速钙化时期，对钙质的需求与日俱增，而且钙还具有保证胎宝宝大脑避免有害刺激的作用。所以，孕妈妈在饮食上一定要加强补充营养。

多管齐下，摄取钙质

从孕 5 月起，孕妈妈每天都要喝牛奶或酸奶等饮品。而且孕妈妈还应该多吃容易摄取到钙的食物，如干乳酪、豆腐、鸡蛋或鸭蛋、虾、鱼类、海带等。另外，孕妈妈还应每天服用钙剂。需要注意的是，钙的补充要贯穿于孕妈妈整个孕期始终。

少食多餐，缓解胃胀不适

孕 5 月，胎宝宝的骨骼发育即将开始，视网膜也开始发育，孕妈妈应注意补充维生素 A、钙和磷。由于这个时期孕妈妈的食欲增加，进食量会逐渐增大，有时会出现胃胀，可服用 1~2 片酵母片，以增强消化功能。也可每天分 4~5 次吃饭，既补充相关营养，也可改善孕妈妈因摄入食物过多而胃胀的感觉。

增加脂质摄入量

脂质是胎宝宝脑神经系统的重要成分。孕5月，孕妈妈应适度摄入脂肪，吃一些鱼、肉及核桃、腰果等干果，这样有利于胎宝宝大脑的发育。同时，孕妈妈可以在早餐和加餐时注意补钙，多吃一些奶制品。

孕5月饮食禁忌

怀孕5个月后，孕妈妈饮食上要多注意，什么可以吃，什么不可以吃，都要做到心中有数。作为特殊群体，如果不小心吃到不应该吃的食物，轻则可能会影响孕妈妈的肠胃健康，重则可能会威胁母婴安全。

1. 孕妈妈不宜吃的水果有：荔枝、桂圆、柿、西瓜、白兰瓜、哈密瓜、桃子、菠萝蜜、榴莲、杨梅等。

2. 孕妈妈不宜吃的肉类有：螃蟹、甲鱼、动物肝脏、兔肉、麻雀肉、鳗鲡、蛙肉、海马等。

3. 孕妈妈不能吃的零食有：含铅食物如爆米花、皮蛋等；含铝食物如油条、薄脆等；含过氧脂质的食物如熏鱼、炸鱼等。

4. 孕妈妈不能喝的食品有：生水、咖啡、浓茶、汽水、冷饮等。

孕5月推荐食谱

孕妈妈怀孕5个月，胎宝宝的器官组织在不断发育，孕妈妈的体重也在迅速增加。这个时候孕妈妈的食欲旺盛，但需要注意的是不要让体重增长过快，防止出现妊娠合并疾病。饮食继续要补充蛋白质、维生素，还要避免吃辛辣、过咸的食品。

萝卜丝炒黄豆

原料

黄豆200克，白萝卜半根，色拉油适量，食盐、葱、姜各适量，葱半根。

功效

黄豆富含蛋白质和微量元素，能够帮助孕妈妈提高免疫力，缓解沮丧、抑郁的情绪，还可以避免胆固醇升高的问题。

烹制方法

（1）将黄豆在清水中泡发，撒一点点盐，提前腌制一下。

（2）葱切段，蒜苗洗净切碎，白萝卜洗净，切丝。

（3）锅中放少许油，油热后放入葱姜，放入白萝卜丝翻炒。

（4）加少许盐，将萝卜丝炒至出水。放入黄豆翻炒。

（5）放少许水，收完汤汁关火，撒上少许香葱即可出锅食用。

三色炒虾仁

原料

虾500克，红黄绿彩椒各一个，油1大勺，盐1小勺，白酒1小勺，淀粉2小勺。

功效

虾中含有丰富的蛋白质、钙元素、钾、碘、镁、磷等微量元素和维生素A等成分，可以补充孕妇身体中的钙、锌等微量元素，同时，促进胎宝宝骨骼的生长和脑部发育。

烹制方法

（1）将彩椒洗干净，切成小丁。

（2）将虾清洗干净，用水煮熟，剥出虾仁，去掉虾线。

（3）加1小勺盐、1小勺白酒拌匀，腌制15分钟，腌制好的虾仁加入2小勺淀粉抓拌均匀。

（4）起锅加入少许油，将三色彩椒丁下锅翻炒。

（5）加入少许盐等调味料，加入事先腌好的虾仁，翻炒至熟，即可关火。

芋头烧鸡翅

原料

芋头 250 克，鸡翅 8 个，干香菇 6 朵，食盐少许，酱油 1 大勺，姜 2 片，耗油 1 大勺，大葱 1 根，白糖 1 大勺，植物油适量。

功效

芋头富含纤维素和果蔬，可以帮助孕妇有效缓解孕期便秘。此外，芋头含有的蛋白质、钙质、铁、磷等，可以帮助孕妈妈保护牙齿，提高免疫力。

烹制方法

（1）鸡翅洗净，芋头去皮，干香菇洗净切小块，姜切块葱切片备用。

（2）芋头去皮，切块。

（3）锅内放少许油烧热，把鸡翅放入煎至焦黄，放入姜片和葱段炒香。

（4）放入香菇和芋头同炒，加入调味料翻炒。

（5）加水大火煮滚后改小火，盖上锅盖焖烧约 20 分钟。

（6）鸡翅和小芋头酥烂后，把汤汁收至浓稠即可食用。

凉拌西红柿

原料

西红柿 2 个，坚果适量，盐少许，橄榄油少许。

功效

西红柿含有的苹果酸、柠檬酸能够刺激孕妇食欲，促进胃酸分泌，帮助消化，增强胃肠的吸收功能。同时，西红柿中含有丰富的番茄红素，可以有效缓解孕妇妊娠纹。

烹制方法

（1）番茄清洗干净，切片备用。

（2）坚果切碎。

（3）番茄上撒上坚果，调入盐和橄榄油，拌匀即可食用。

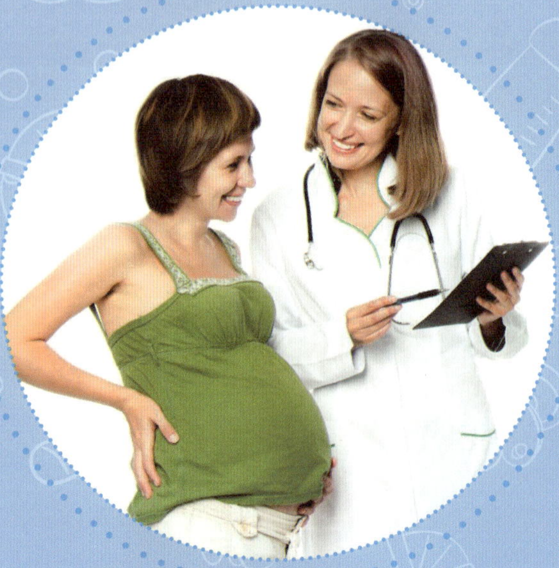

chapter 7 孕6月

孕味十足的幸福

胎宝宝的发育情况

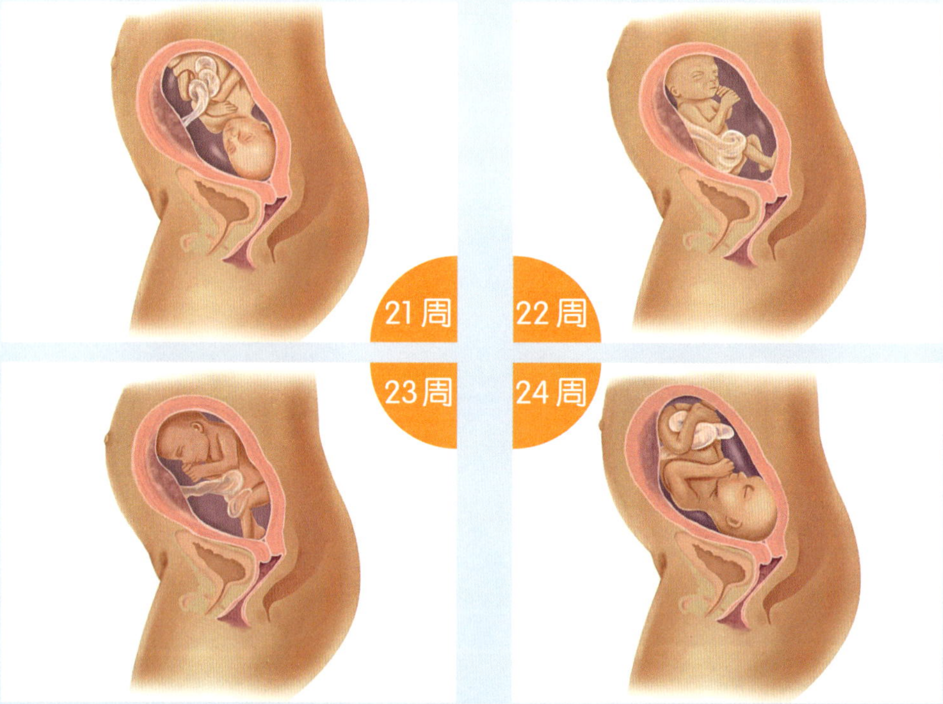

体重 660 克左右。

身长 34 厘米。

五官 大脑皮质出现沟回。脑细胞数量可在本月底完成，但大脑尚未发育成熟。五官已经发育成熟，面目清晰，头发变浓，眉毛和睫毛开始生长，牙基开始萌发。眼睑紧闭。

四肢 骨骼、肌肉、神经逐渐发达，显得比较结实，身体各部位比例越来越适当。四肢能自由活动。上、下肢的肌肉已发育良好，运动反射增加。

器官 胎宝宝身体各处布满血管，皮肤出现皱纹，皮肤的表面也开始附着胎脂。皮肤分出表皮层和真皮层，不再完全透明。胎宝宝胃肠会吸收羊水，肾脏能排泄尿液，脾脏、胰腺也在稳步发育。内脏器官的功能逐步加强。肺是宝宝最后发育完善的器官，宝宝肺部的组织及血管正在发育当中。

胎动 胎宝宝会做抓握动作，还会做踢脚和挥拳动作。胎宝宝会吸吮自己的手指，能够吞咽身体周围的羊水。

孕 6 月，孕妈妈的生理变化

孕妈妈在怀孕 6 个月时，在身体和生理以及心理上都会发生一些变化。

★ 腹部更加突出

随着子宫进一步增大，孕妈妈的下腹部隆起非常明显，身体的重心也会随之发生变化。孕妈妈走路时为了保持身体的平衡，不得不挺起肚子，从而使得孕妈妈日常行动变得迟缓和笨重。

★ 腰背酸痛

孕妈妈由于子宫增大使腰部负荷日趋加重，腰部和背部由于对身体的这种变化不习惯而特别容易疲劳，下半身经常感到很累。

★ 体重增长加速

由于饮食习惯的改变，孕妈妈的体重会迅速增加，每周大约增加 350 克左右。日益笨拙臃肿的身体让孕妈妈常常感觉很疲倦。在随后的几个月里，孕妈妈的子宫会继续增大，这种状况只会更加明显。

★ 呼吸困难

由于日益增大的子宫压迫到肺部，妨碍了孕妈妈身体内的血液循环，因此孕妈妈弯身向前时或上下楼梯爬上高处时，呼吸会变得较以前更困难。

孕 6 月孕妈妈的体重增加

随着孕周的增加，胎宝宝需要更多的营养，为了满足胎宝宝的营养需求，孕妈妈吃得也会越来越多，但是，孕妈妈在补充营养的同时，一定要有效地控制体重，这对孕妈妈和胎宝宝大有益处，还有助于产后身材恢复。

常称体重

在家里准备一个体重测量计，当体重增加过快时要控制饮食。例如多吃蔬菜、水果等低热量的食品代替一部分主食。

三餐有规律

孕妈妈尽量少吃零食和夜宵，特别是睡觉前 2 小时左右别吃东西。而且孕妈妈吃饭时要细嚼慢咽，切忌狼吞虎咽。

少吃甜食

孕妈妈日常饮食中不要贪吃糖分高的食物，也不要喝富含糖类的饮料，饮食中应当加一些低能量而有饱腹感的食品，比如山药、土豆等。

多吃蔬菜水果

蔬菜和水果能量少，纤维素多，且含有多种维生素，能够帮助孕妈妈缓解或消除便秘现象，同时还有助于孕妈妈体内钙、铁的吸收。

避免用大盘子装食物

孕妈妈面对一大盘美味的诱惑可能会失去控制力，因此可以用小盘子盛装或者实行分餐制。

适当运动

孕妈妈要注意身体锻炼，适当运动可以使孕妈妈体重不至于增长过快，同时也不会影响胎宝宝的生长发育。

少吃油腻食物

孕妈妈日常饮食中要少吃油炸或油煎过的食物，多吃富含蛋白质的食物，烹饪方式应以蒸煮为主。另外，孕妈妈不要因为怕浪费而吃过多的食物。

孕妈妈日常姿势要注意

随着怀孕周数的增加，孕妈妈肚子逐渐向前突出，身体重心发生变化。孕妈妈必须保持正确的姿势，充分注意日常的动作，才能充分保证自己与宝宝的安全。

站立姿势

孕妈妈站立时，两腿平衡，两脚稍微分开，把重心压在脚心附近比较不容易疲劳。

行走姿势

孕妈妈行走时要抬头，伸直脖子，挺直后背，紧绷臂部，使身体重心稍微前移，使较大的腹部抬起来，保持全身平衡行走。

坐姿

孕妈妈坐着时要保持背部挺直，背紧贴靠背，椅子的靠背可以支撑腰背部，也可以放一个小靠垫在腰背部；双腿不要交叉，将两腿脚放在小凳子上，有利于血液循环。

上下楼梯的姿势

孕妈妈上下楼梯时，不要猫腰或是过于挺胸腆肚，只要挺直背部就行。要手扶楼梯栏杆，不要被隆起的大肚子遮住视线，要看清楚楼梯台阶，将脚的全部放在楼梯台阶上，一步一步地慢慢上下，不要用脚尖踩楼梯台阶，这样容易摔跤。

下蹲拿放东西的姿势

孕妈妈要将放在地上的东西拿起时，注意不要压迫肚子。不要采取不弯膝盖，只倾上身的姿势，那样容易造成腰疼。应该以屈膝、安全下蹲、单腿跪下的姿势，把要拿的东西紧紧靠住身体，再伸直双膝拿起。孕妈妈在拿棉被等大件物品时，要蹲下身体压在一条腿上然后再站起来。

睡姿

孕妈妈妊娠中期以后，由于肚子已经大起来，孕妈妈采取仰卧的姿势就会感到有点不舒服，这个时候，采取侧卧位比较舒服。当孕妈妈腿脚疲劳或浮肿，有静脉曲张时，把叠成两折的坐垫放在腿下，把腿垫高，这样睡眠效果会更好。

如何缓解“水肿”现象

随着子宫的日渐增大，孕妈妈的腹部也越来越高。子宫增大产生的一个副效应就是会压迫盆腔静脉，从而使下肢静脉血液回流不畅，导致双腿、足背及内、外踝部等出现水肿。尽管水肿不会对胎宝宝产生不良影响，产后会自愈，但是会给孕妈妈带来一些不便，孕妈妈有必要在起居上多加防范。

★ 保持侧卧睡眠姿势，并保证充分休息

这可以最大限度地减少造成的浮肿。孕妈妈在睡前（或午休时）把双腿抬高15~20分钟，能够加速血液回流，减轻静脉内压，缓解孕期水肿。

注意保暖，不要穿过紧的衣服

孕妈妈患有水肿时，必须保证血液循环畅通，气息顺畅，并注意保暖，所以不能穿过紧的衣服。

避免久坐久站，经常改换坐立姿势

孕妈妈步行时间不要太久；坐着时应该放个小凳子把脚抬起，促进脚部的血液循环畅通，每一个半小时就要站起来走一走；站立一段时间之后就应适当坐下休息。

★ 适当运动

散步有利于孕妈妈小腿肌肉的收缩，使静脉血顺利地返回心脏，减轻浮肿。平时可以做简单的腿部运动，晚上仰卧于床上，双腿高高竖起，靠在墙上，保持5~10分钟，这样做可以消除肌肉紧张，促进血液循环。

★ 选择合脚的鞋

腿部水肿时可能辐射到脚部，平时的鞋子会变得不合脚，孕妈妈穿着太小的鞋会加重水肿，因此如果发生水肿，应考虑选购一双合脚的鞋。

改善妊娠斑

约有超过一半的女性在怀孕后会出现面部的色素沉着，两颊呈对称状分布，俗称“蝴蝶斑”，也叫妊娠斑。妊娠斑的出现主要是由于孕期脑垂体分泌的促黑色素细胞激素增加，以及大量孕激素、雌激素，致使皮肤中的黑色素细胞的功能增强之故，属于妊娠期生理性变化，因此，孕妈妈不必过于担心，也不需要治疗。

减少阳光照射

妊娠斑和阳光照射有很大的关系，阳光中的紫外线刺激会使黑色素细胞的个数大大增加，因此日晒会加重孕妈妈妊娠斑的发生。所以，为了在一定程度上防止皮肤的颜色变深，孕妈妈外出时要注意防晒，可以戴上帽子或者打伞防止阳光直接照射，也可以涂上防晒霜或使用有防晒效果的化妆品来阻挡紫外线。

多吃水果

吃水果也能预防妊娠斑，尤其是那些富含维生素C的水果，比如猕猴桃、柑橘等。因为维生素C能有效抑制皮肤内多巴醌的氧化作用，使皮肤中深色氧化形色素转化为还原型浅色素，干扰黑色素的形成，预防色素沉淀，保持皮肤白皙。

冷热水冲洗

为了减轻妊娠斑色素，孕妈妈可以用冷水和热水交替冲洗长斑的部位，促进患部的血液循环，加速黑色素分解。

克服焦虑心里

有的孕妈妈出现妊娠斑后，心理上发生变化，开始变得郁闷，甚至焦虑。其实，孕妈妈可能不知道，过于担忧会消耗体内起淡化斑点作用的维生素 C，使斑点进一步泛滥。

注意饮食

对于那些出现妊娠斑的孕妈妈来说，应该少吃咸鱼、咸肉、火腿、烟熏、油炸食品。同时忌吃葱、姜、辣椒等刺激性食品。

肚子大了，也可以舒服地工作

目前，由于生活压力的加大，许多孕妈妈怀孕后仍然坚持上班。其实，孕妈妈这样做有很多好处。

减少“致畸幻想”

有些具有抑郁或敏感气质的孕妈妈，越临近生产的时候越可能产生“致畸幻想”，比如担心胎宝宝生来兔唇或长六根手指，而充实的工作会冲淡这种多余的担忧。

增大运动量

有些孕妈妈怀孕后会变懒，尤其是在怀孕 6 个月以后，如果没有外出工作的动力，更容易“懒惰不思动”。所以保持工作状态，让身体适度运动，孕妈妈就不致出现体重激增和难产的情况。

吸取更多育儿经验

孕妈妈可以向生过孩子的女同事“取经”，她们也乐意将过来人生儿育女的经验全盘奉献。这些实际经验比起书本上的知识，可能会更容易吸取。

返岗恐惧小

历经较长时间的怀孕期，往往会让孕妈妈对重返高强度的工作岗位心生畏惧。因此，也有医生提倡坐办公室的孕妈妈应该工作到预产期之前三到五天。

孕6月，呵护乳房的关键期

随着怀孕天数的不断增加，孕妈妈的乳房也开始逐渐地发生变化。从孕早期起，孕妈妈的乳房就开始增大，能够明显地感觉到乳房充血，有乳房发胀甚至刺痛的感觉。到了孕晚期和哺乳期，由于乳房增大，血管增加，支配的神经也增加不少，孕妈妈的乳房将会因此变得更加敏感。为了产后正常哺乳和保持乳房形态和颜色以及乳房皮肤的嫩滑，孕妈妈在怀孕期间要注意对乳房进行护理。

★ 保持乳头清洁干燥

孕妈妈在清洗乳头时，最好不要用浓肥皂水或酒精，因为这样做会洗掉乳头表面的天然润滑物，从而导致乳头干裂。由于孕激素的作用，孕妈妈的皮脂腺分泌非常旺盛，乳头上常有孕积垢和痂皮，如果强行清除很有可能会伤及乳头表皮。正确的做法是先用植物油（麻油、花生油或豆油）涂敷，使乳头变软后再进行清洗。

另外，孕妈妈应该每天都用毛巾蘸稀肥皂水轻柔擦洗乳头数次，以增加其弹力，并可使表皮增厚。一旦发生乳头内陷，应立即纠正，以免日后哺乳时发生困难。

纠正方法：先洗净双手，用手指轻轻将乳头向外牵拉并按摩，再用70%的酒精擦拭乳头。每日擦拭2~3次，每次20~30分钟。

★ 乳罩大小适宜

孕妈妈因为怀孕会使乳房逐渐膨胀。但是，有的孕妈妈为了防止乳房的形态变化，就戴上很紧的乳罩，以限制乳房的膨胀。这种做法很不好，不但影响了乳房正常发育，而且给孕妈妈的身体健康带来麻烦。其实，要保持乳房的形象美，孕妈妈完全可以戴那种松紧适宜的乳罩，既不束缚乳房的正常发育，以利分娩后哺乳，又能使乳房不过于下垂。

★ 按摩乳房

孕妈妈按摩乳房可以软化乳房，使乳管腺畅通，乳汁分泌旺盛。

按摩方法：将按摩油或膏涂在乳头和乳房上，轻轻地按摩，使乳头表皮增厚并富有弹性，使乳房皮肤光滑，帮助促进乳腺导管发育成熟。切记按摩乳房之后，要把按摩膏和油洗去，再涂上润肤霜于乳头和乳房皮肤上。但要注意少刺激乳头，以免刺激引起宫缩。因为乳头有丰富的神经分布，在怀孕期间乳头更加敏感。

★ 防止出现大小乳房

孕妈妈怀孕后，随着雌激素增多，导致乳腺导管增生，血量供应增加，脂肪沉积，乳房体积和重量增大。这个时候，孕妈妈睡觉时尽可能不要经常性地侧向一边，要均匀地两边侧睡，以免产后乳房大小变得不一样。

注意测量宫高和腹围

孕妈妈的宫高、腹围与胎宝宝的大小关系非常密切。在孕早期和孕中期时，孕妈妈宫高和腹围的增长是有一定标准的。根据孕妈妈在妊娠期宫高和腹围的数值可以推断妊娠期限和胎宝宝发育情况。

测量宫高

测量宫高时孕妈妈要排尿后平卧于床上，用软尺测量耻骨联合上缘中点至宫底的距离。测量宫高一般从怀孕 20 周开始，每 4 周测量一次；怀孕 28~35 周期间，每 2 周测量一次；怀孕 36 周后，每周测量一次。

另外，测量宫高后的结果要画在妊娠图上，以便了解宫腔内的情况及子宫大小是否符合妊娠周数。观察胎宝宝发育与孕周是否相符。如果发现与妊娠周数不符，宫高出现过大过小都要查找原因，以避免发生意外。

测量腹围

主要是测量孕妈妈平脐部环腰腹部的长度。测量腹围时，要使软尺完全贴紧身体，但不要勒紧腹部。

不同季节孕妈妈的衣着选择

春季衣着要保暖

春季冷暖空气活动频繁，很容易引发感冒、哮喘、肺炎、风湿性关节炎等疾病，因此孕妈妈要特别注意衣着的保暖，不要忙着减衣，得随天气变化加减衣服。而且由于寒多自下而起，传统养生主张春时衣着宜“下厚上薄”，孕妈妈尤需注意，不可过早换裙装，否则会导致关节炎与多种妇科病。

夏季要勤换衣

夏季要勤换衣，特别是内衣要常换洗，保持身体清爽。内衣要选择通气性、吸湿性好的纯棉织品。衣服最好是肥大、不贴身，可以保持凉爽。在追求身体舒适的同时，避免中暑或长时间出汗也是夏季穿衣的一个原则。孕妈妈更是要注意防暑，身体保持清爽温和。

秋天要加衣

秋季是由炎夏向寒冬转换的过渡季节。入秋以后，气温逐渐下降，昼夜温差加大，空气湿度减小，天气变化快。同时，天气转凉还容易引起胃肠毛病复发。因此，一般情况下，秋季气候干燥，易引起人们的烦躁，在面料上应选择滑爽的衣料，衣裤不宜太紧狭，以宽松舒适为好。

孕妈妈身体臃肿，行动不便，体质也较弱，不同于青壮年人，对冷的敏感性较高，在秋季尤其要注意衣服的增减，早、晚应多穿些衣服，避免受凉感冒。当然要避免天凉一点就加很厚的衣服，这样有利于机体对气候转冷的适应力。总之，穿衣应因人而异。

冬季要宽松暖和

天气寒冷刺激可以引起血管收缩，导致大脑供血不足，从而影响胎宝宝生长发育，甚至造成胎儿畸形，所以孕妈妈要做到适度保暖；不适宜穿着过于厚实，因为出汗后吹风反而容易感冒；另外，孕妈妈不要穿着过紧的衣服。穿着过紧可能会影响胎盘循环从而影响胎儿生长发育，而且不利于外阴部的清洁卫生。

孕 6 月的产前检查

孕妈妈怀孕 6 个月，要做很多产前项目检查。这些检查项目与前几次的内容差不多，检查的内容包括体重的测量、腹围、子宫底的测量、血压的测量及尿常规化验等。医生会根据孕妈妈身体各项指标的变化，来判断孕妈妈的身体是否健康，胎宝宝的生长发育是否正常。

特别检查项目

（1）超声波全面检查。孕 6 月，胎宝宝的发育已经完成，身体不大不小，正适合对胎宝宝进行一次全面的检查。过了这个阶段以后，胎宝宝将会占据整个子宫，不太容易看到他的全貌，并且即使发育畸形，也不太可能终止妊娠。

（2）胎宝宝心脏共鸣检查。如果准爸爸孕妈妈的直系亲属中有人患有心脏病，或者以前妊娠的胎宝宝心脏有异常，或者由于用药而担心的话，就应该进行心脏共鸣检查。

产检注意事项

（1）孕妈妈一定要在用餐完后两个小时之后再接受检查，以保证各项指标不受胃内食物的影响。

（2）在检查时，孕妈妈应该告诉医生自己最近一段时间的身体状况，是否出现了不适症状，如浮肿、体重突然增加、头痛、胃痛、恶心、尿量及小便次数减少等。如果有龋齿，医生会建议孕妈妈在这个时期治疗。

（3）这一阶段的孕妈妈在尿常规化验中，如果 24 小时尿蛋白超过 0.3 毫克，则属于异常；如果超过 5 毫克，则提示患有重度妊娠期高血压疾病。

和准爸爸一起进行“语言胎教”

胎教不应只是孕妈妈一个人的事，准爸爸也应该参与进来。而且研究发现，胎宝宝在孕妈妈的子宫内最适宜听中、低频调的声音，而准爸爸的说话声音正是以中、低频调为主。因此，准爸爸要每天对子宫内的胎宝宝讲话，让胎宝宝熟悉未来爸爸的声音。通常情况是孕妈妈妊娠 5 个月后准爸爸就应多对胎宝宝讲话。但准爸爸要注意讲话的方法与内容。

准爸爸对胎宝宝讲话的时候，最好让孕妈妈坐在宽大舒适的椅子上，然后由孕妈妈对胎宝宝说：“乖孩子，下面我们开始与你爸爸进行十分愉快的对话！”随后，准爸爸对胎宝宝可以说：“宝贝（或者叫乳名），我是你的爸爸，我会天天和你讲话，我会告诉你外界一切美好的事情。”

另外，没事的时候，准爸爸最好能将每天要对胎宝宝说的话题构思好，或者在当天的“胎教日记”中拟定一篇小小的讲话稿，稿子的内容和形式都不限，可以是一首纯真的儿歌、一首内容浅显的古诗、一段优美动人的小故事，也可以谈自己的工作及对周围事物的认识。

补充孕妇配方奶粉

从孕中期开始，孕妈妈腹中宝宝的生长发育进一步加快，所需的营养也越来越多。

而且孕妈妈血容量和血红蛋白增加，宝宝铁储备需要量增加。孕妈妈即使平时非常注意均衡饮食，也很难满足胎宝宝生长及自身健康的诸多营养素，尤其是钙、铁等。一个比较好的办法就是喝配方奶粉，因为配方奶粉中含有孕妇和胎宝宝必需的各种营养成分。

选择好奶粉

相对于普通奶粉或鲜奶，孕妇配方奶粉中含有更多的营养素和矿物质，有些奶粉里还富含胎宝宝脑部发育所必需的优质蛋白质或 DHA，这些都能促进胎宝宝的大脑发育，使其出生后更聪明。因此，孕妈妈在补充配方奶粉前应该先去医院做一个全面的检查，以了解自身的营养状况，看是否缺乏某种或某一些微量元素或矿物质，并请医生给出营养建议。

照顾口味

一般情况下，孕妈妈在怀孕后由于饮食习惯的改变，口味变得非常敏感，特别是在妊娠反应较重的孕早期，孕妈妈会偏爱某些口味或反感某些口味，所以究竟补充哪种品牌的配方奶粉，孕妈妈要根据自己的口味来选购。

调整饮用量

孕妈妈在孕早期时，最好每天冲饮 2~3 杯孕妇奶粉，每次的量可以根据孕妈妈的情况自行调节。到了怀孕中、晚期时，孕妈妈在保持孕前饭量的基础上，应当每天外加两杯奶，孕妈妈既不用担心体重增加过快，还能保证胎宝宝营养充足且不会过大。

另外，选购孕妇配方奶粉时，孕妈妈要去正规的商场选购，而且还应看奶粉中是否添加了孕期要补充的微量元素与矿物质等特殊营养成分。多比较几个品牌，看看哪种奶粉中添加的营养成分是比较全面而均衡的。对于那些担心体重增长过快的孕妈妈来说，可以选择不含糖的孕妇配方奶粉。

孕 6 月营养宝盒

这个月孕妈妈在饮食上应均衡摄取各种营养素，以维持母体、胎宝宝的健康，尤其要增加铁、钙、蛋白质的供给，但是要节制盐分。而且孕妈妈在这段时间还应注意不要摄入过多糖类食品，注意能量平衡，否则容易引发妊娠糖尿病。

蛋白质

为了满足胎儿、胎盘、子宫、乳房及母体血液等组织迅速增加的需要，并为分娩消耗及产后乳汁分泌进行适当贮备，孕妈妈对蛋白质的摄入应当足量。同时，胎宝宝脑细胞分化发育处于高峰，蛋白质的缺乏可导致脑细胞的永久性减少。所以，孕妈妈需摄入80~90克/天，主要来源于肉类、鱼虾、豆及豆制品、奶及奶制品、蛋类。而且动物性蛋白要占到全部蛋白质的一半，另一半为植物性蛋白质。

脂肪

孕6月，脂肪开始在孕妈妈的腹壁、背部、大腿及乳房等部位存积，为分娩和产后哺乳作必要的热能贮存。妊娠24周时，胎宝宝也开始贮备脂肪。脂肪也是构成脑和神经组织的重要成分，如果缺少必需脂肪酸，有可能推迟脑细胞的分裂增殖以及髓鞘化，这都是很危险的。所以，孕妈妈在进食肉、蛋、乳类的同时，也要多用植物油炒菜，因植物油中含丰富的必需脂肪酸。而且，孕妈妈还要多吃鱼类食品，包括海鱼类水产品。

维生素

这个月，孕妈妈体内热能及蛋白质代谢加快，对维生素 B_1、维生素 B_2 及烟酸的需要量增加。另外，除烟酸可在肝脏内少量贮存外，维生素 B_1 和维生素 B_2 均无法在体内贮存，必须有充足的供给量才能满足机体的需要。因此，孕妈妈应当多吃谷类、动物肝脏、瘦肉类、蛋类和豆类食品。维生素 B_{12} 主要存在于动物肝脏、肉、奶类制品、蛋和鱼体中。

铁

孕妈妈由于血容量增加，血流速度加快，血液相对稀释，血红蛋白降低，贫血相对明显。加上孕妈妈和胎儿对铁的需求量的增加，孕妈妈要增加铁的摄入量。动物血、肝脏及瘦肉等组织所供给的铁为血红素铁，消化吸收率高，是补铁的最好食物。另外，鸡蛋、绿叶蔬菜、葡萄、海带、山楂、樱桃、黑木耳和红糖也是含铁量丰富的食品。

碘

孕妈妈需摄入120~150微克/天，主要来源于海产品、根类食物、含碘食盐。菜熟后再加盐效果更好，能减少损失；吃海带时要先洗后切，以减少碘流失。

钙

孕妈妈需摄入至少1000毫克/天，主要来源于奶及奶制品、豆及豆制品、深绿色蔬菜、骨汤。需要提醒孕妈妈的是，膳食中的草酸、植酸、纤维素、维生素D会影响钙的吸收，尽量分开摄入。

孕6月饮食禁忌

怀孕6个月，孕妈妈在饮食上要更加小心，避免意外情况的发生。一般来说，孕6月的孕妇要忌吃以下几类食品：

1. 过咸食品。比如咸菜、咸蛋、咸鱼、腊肉、熏肉等。

2. 太酸或太辣的食物盐。比如含有亚硝酸的酸菜。

3. 会使激素分泌旺盛的海鲜河鲜。比如螃蟹、甲鱼、田螺、螺蛳、蚌肉等。

4. 热性调味品。比如：八角、茴香、小茴香、花椒、胡椒、桂皮、五香粉等。因为热性香料具有刺激性，会致使胃肠腺体分泌减少，造成肠道干燥、便秘等。孕妈妈用力解便，会引起腹压增大，压迫子宫内的胎宝宝，易造成胎动不安，长期如此，有可能影响胎宝宝的健康。

另外，孕妇不要吃太多的水果，水果吃得多了，自然其他食物就吃得少了，这就减少了孕妈妈食物的种类，违背了孕妈妈的饮食原则。水果中糖分含量很高，孕期饮食糖分含量过高，还可能引发孕期糖尿病等其他疾病。除此之外，喜欢吃零食的孕妈妈要注意零食的卫生，街头露天出售的食品最好不要吃，因为这些零食有可能对孕妈妈的身体造成不良影响。

孕6月推荐食谱

怀孕6个月，孕妈妈依旧处于食欲旺盛的阶段，为了胎宝宝的健康发育，要注意多吃一些富含营养的食物。芹菜拌腐竹补充所需蛋白质；滑蛋牛肉是补铁的美味；芝麻薄片色香味俱全，是正式精选的补钙食谱；受到便秘折磨的孕妈妈可以尝试蘑菇菜丝燕麦汤。

蘑菇菜丝燕麦汤

原料

燕麦70克，蘑菇100克，油菜150克，食盐适量，蒜少许，高汤适量，植物油少许。

功效

燕麦含有丰富的蛋白质、脂肪、维生素及钙、磷、铁元素，孕妇适量食用能够提高免疫力，同时还能缓解孕期便秘。

烹制方法

（1）将蒜瓣拍成碎粒，锅中倒少许油，油温后放入蒜粒爆香。

（2）把油菜切丝。

（3）把洗净并沥水的蘑菇和菜丝倒入锅翻炒，煸炒出水分。

（4）加水或鸡汤烧开。

（5）把燕麦片倒入煮约1分钟即可盛出食用。

芹菜拌腐竹

原料

芹菜150克，腐竹30克，银耳少许，色拉油2茶匙，香油1勺，食盐、白糖各适量。

功效

芹菜含有丰富的蛋白质、多种维生素和钙、铁、磷等矿物质，可帮助孕妈妈有效预防缺铁性贫血。而且芹菜还可以缓解孕妇水肿，有效预防孕期便秘、孕期高血压、妊娠高血压等症状。

烹制方法

（1）干腐竹用温水泡发至软，切成小段。

（2）银耳用水泡发后，洗净，撕成小朵。

（3）芹菜择洗干净，切段。

（4）锅中烧开水，放入腐竹和银耳。

（5）焯烫两分钟后倒入芹菜，再焯烫半分钟，捞出备用。

（6）将沥干水分的芹菜、腐竹和银耳倒入碗里，调入盐、糖和香油，拌匀即可。

chapter 8 孕7月

日渐蹒跚的时刻

胎宝宝的发育情况

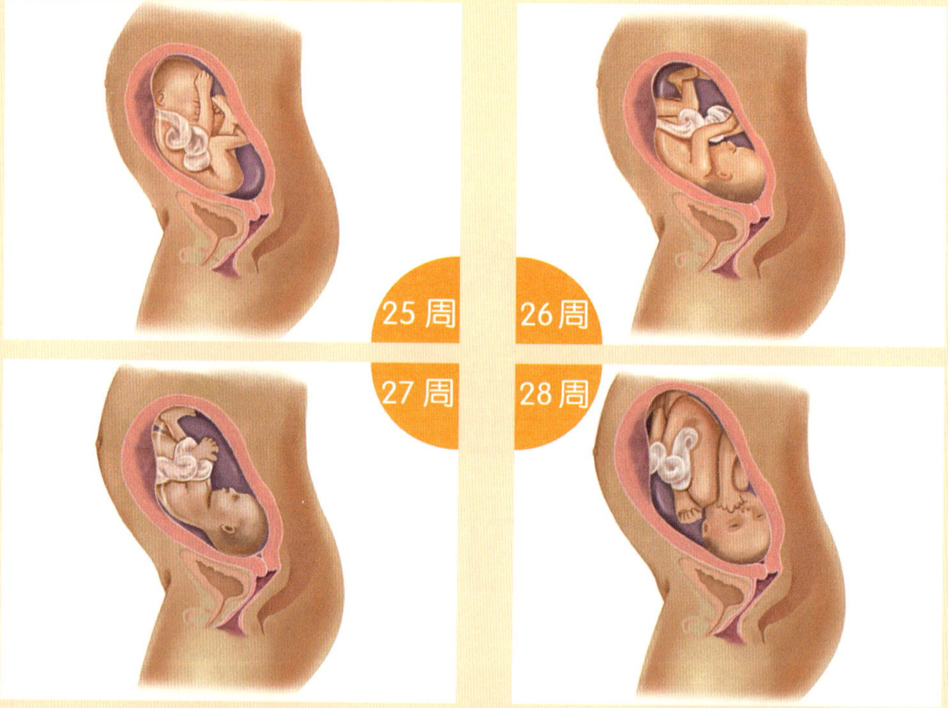

体重 1000 克。

身长 37 厘米。

五官 大脑快速发育；胎宝宝的眼睛不再紧闭，睫毛已经完全长出来了。听力已发育，味觉敏锐。

四肢 胎宝宝四肢已经相当灵活，可以在羊水里“游泳”，并且能踢孕妈妈的肚子了。

器官 胎宝宝开始有了呼吸动作，但两肺仍未完全成熟。皮肤色红且多皱纹，在皮肤下面已经开始有脂肪聚积；面部及体表覆盖着胎脂。

胎动 胎宝宝有转动身体的能力，在子宫内已转成头向下的姿势。

孕7月，孕妈妈的生理变化

怀孕7个月，孕妈妈的生理变化主要表现在以下几个方面：

腰酸背痛

受子宫增大的影响，孕妈妈腹部隆起更明显，为保持平衡身体会略向后仰，经常就会感到腰酸背痛。同时，孕妈妈受激素水平影响，骨骼关节变得松弛，因此步履较以前变得艰难，动作也变得轻缓起来。

便秘、痔疮

由于胎盘增大，胎宝宝的成长和羊水的增多，胎动渐趋频繁，乳房更加发达，活动量也随之减少，因此，胃肠蠕动也相应地变得缓慢，孕妈妈开始发生便秘，并出现痔疮，所以孕妈妈应避免久坐、久站，有效预防便秘。

头痛、头晕

因为血压升高或者贫血症状加重，会引发孕妈妈头痛和头晕。其实，有时候心理负担和精神因素也会造成孕妈妈头痛，所以孕妈妈有必要注意保持心情愉快。

糖尿病

由于孕妈妈孕期体内分泌的肾上腺皮质等激素能对抗胰岛素，同时胎盘也会分泌一些抗胰岛素的物质，使胰岛功能失调，从而导致孕妈妈易发生糖尿病。

妊娠纹更加明显

由于子宫的增大，使得孕妈妈的腹部越来越大，孕妈妈会发现在肚子上或乳房上的妊娠纹会更加明显并且增多。其实，出现妊娠纹是正常现象，孕妈妈不必过于担心。

妊娠高血压病

孕妈妈新陈代谢时，消耗的氧气量较以前增大，呼吸会变得急促起来，尤其活动时容易气喘吁吁。同时，胎宝宝的日渐增大使得孕妈妈的心脏负担加重，血压开始升高。这是妊娠期高血压疾病的主要表现。

出现妊娠纹

大多数孕妈妈在妊娠晚期会出现妊娠纹。妊娠纹出现的时间因人而异。正常情况下，人体腹部从外到内有许多层，皮肤弹性纤维与腹直肌保持一定的弹力，并在一定限度内自由伸缩。当女性怀孕超过 3 个月时，受增大的子宫影响，皮肤弹性纤维与腹部肌肉开始伸长，于是，在腹部的皮肤上出现了粉红色或紫红色的不规则纵形裂纹，也就是妊娠纹。尤其是孕妈妈怀孕 6 个月后妊娠纹会变得更加明显。

严格控制体重

如果孕妈妈体重增长过快，不仅容易产生妊娠纹，对胎宝宝和自身的健康都不利。所以，孕妈妈保持体重平稳地增长很重要，在前 3 个月中，孕妈妈的体重应该保持每周增加 1~2 千克。而在孕 4 个月后，体重应该每周增加 0.5 千克左右。

适当锻炼

孕期锻炼不仅能预防妊娠纹的产生，还能增加肌肉力量，促进自然分娩顺利进行。在怀孕前，孕妈妈就应该注意适当做一些锻炼，以增加腹部肌肉和皮肤的弹性，如仰卧起坐、游泳、瑜伽都是不错的选择。怀孕后，也不要停止运动，在医生允许的情况下，还是可以继续做一些锻炼，如散步、游泳、孕期体操等。

适度按摩

孕妈妈经常做按摩，可以增加皮肤弹性，预防妊娠纹的产生。孕妈妈每次按摩持续 10~20 分钟，每天做 2 次，到孕后期可适当增加按摩次数。孕妈妈也可以在洗澡时用软帽毛浴刷，轻轻按摩腹部的皮肤，增强皮肤的弹性。

警惕静脉曲张

孕晚期的孕妈妈容易受静脉曲张的困扰，常发生在腿部。当孕妈妈站立时通常会发现腿部出现明显的蓝色静脉曲线，它们也可能出现在腹股沟或肛门附近。

每天锻炼

散步有助于促进身体的血液循环，预防静脉曲张。孕妈妈借助小腿肌肉的收缩力可以使静脉血顺利地返回心脏，对于浮肿的预防很有效果。

控制体重

在怀孕的每个阶段，孕妈妈要尽量将体重保持在可允许的体重范围内。

抬高下肢

孕妈妈在坐着休息的时候，可以用一个凳子或盒子垫起双腿，可将双腿抬高，帮助血液回流至心脏。但是不要把一只腿或一只脚搭在另一条腿或脚上，因为这样会让被压的腿或脚血液循环不良。而且孕妈妈躺着的时候，则可以用一个枕头垫高双脚。

另外，孕妈妈也不要一直长时间地坐着或站着，保持一个姿势一段时间后就要活动活动。

左侧卧位

睡觉的时候，孕妈妈应采取左侧卧位，将脚放在枕头上。在背后塞上个枕头，使自己向左侧倾斜。因为下腔静脉在右侧，向左躺着，可以减轻子宫对静脉的压迫，从而降低对腿及脚部的静脉压力。

穿着弹性袜

孕妈妈静脉曲张弹性袜也称医用循序减压弹力袜，这种袜子在脚踝处是紧绷的，可以顺着腿部向上变得越来越宽松，从而使得血液更容易向上回流入心脏。因此，专门的孕妇静脉曲张弹性袜可以预防浮肿，并防止静脉曲张变得更严重。

生理性子宫收缩

子宫收缩分生理性和病理性两种。

宫缩症状

生理性子宫收缩自孕后12~14周起即可出现，表现为不规则的无痛性收缩，孕妈妈可以感觉到腹部发紧，也可从腹部扪及子宫发硬，每日出现的收缩次数稀少。以后随着妊娠的进展，宫缩的频率和强度会有所增加，但没有规律性，强度不会过大，所以没有分娩宫缩的疼痛感。

预防措施

1．孕妈妈日常活动时不要走太多的路，同时，孕妈妈做家务活时不要搬重物。

2．孕妈妈疲倦时应当躺下休息，保持安静，这有利于预防和缓解生理性宫缩。

3．孕妈妈要保持心情愉悦，最好能做到身心放松，以防止生理性宫缩。

4．孕妈妈应防止着凉。空调易使下肢和腰部过于寒冷，也容易引起宫缩。

5．孕妈妈发生宫缩时，也可以尝试使用呼吸法应对。呼吸法是这样做的：平卧，闭目，以鼻深呼吸、以口深呼吸放松腹部。以鼻吸气后，屏气，然后长呼气，这样可以缓解生理性宫缩。

预防妊娠糖尿病

孕妈妈妊娠期间，由于血糖升高出现的糖尿病被称为妊娠期糖尿病。妊娠期糖尿病危害很大，它不仅会导致孕妇体内的各种器官出现损害或发生功能性的障碍，还会导致胎宝宝早产。另外，妊娠期糖尿病发病除了遗传和孕妇自身因素外，多与孕妈妈孕期饮食不当，喜欢吃高营养高热量食物有关。为了避免孕妈妈和胎宝宝受妊娠期糖尿病危害，应积极做好预防工作。

饮食量要控制

孕妈妈中后期一般都会食欲大增，吃得较多，这时一定要控制饮食量。主要是限制米、面、薯类食物。更不要进食含糖高的食物，比如饮料、甜点、冰激凌、巧克力和水果等。否则食用过多可导致血糖过高，加重糖尿病病症。

蛋白质的供给要充足

孕妈妈虽然要控制饮食量，但是蛋白质的进食量一定不能少，鱼肉蛋奶是蛋白质的主要来源，尤其鱼类，是高质量的蛋白质，而且脂肪少。还有孕妈妈特别要多吃一些豆制品和五谷杂粮，增加植物蛋白质。因为胎宝宝的发育主要靠优质的蛋白质。

脂肪供给要适量

一般孕妈妈由于主食碳水化合物类食物供给减少，脂肪进食要适量增加，以维持每天的供热量，可以食用橄榄油、核桃油等植物油，因为里面含有较高的 DHA，对胎宝宝的大脑和视力的发育大有好处。另外，孕妈妈可适量进食一些坚果，如核桃、花生等，以增加脂肪的供给，这也是胎宝宝大脑发育不可缺少的物质。

补充维生素和矿物质

孕妈妈应该多吃一些蔬菜补充维生素 C，吃五谷杂粮补充维生素 E、维生素 A、B 族维生素，经常吃一些含铁、锌和含钙高的食物，比如牛奶、鱼、虾皮、蛋黄、海产品、绿叶菜等，以补充矿物质。

少食多餐

孕妈妈的饮食品种应该多样化，应以蔬菜、豆制品、瘦肉、鱼、蛋、奶为主。同时还要食用富含纤维素、各种维生素及微量元素的食物。另外，孕妇每天的饮食以清淡为好，要适当限制食盐和其他调味料的摄入。

多运动

孕妈妈要注意锻炼身体，以增强免疫力。白天可以到室外散散步，或者做一些适合孕妈妈做的瑜伽等。而且孕妈妈的运动能将摄入的多余糖分转化为能量，防止血糖积聚，是预防糖尿病最有效的方法。此外，孕妈妈还要多晒太阳，吸收紫外线，对补钙也很有帮助。

预防妊娠高血压

通常情况下，妊娠高血压是孕妈妈妊娠 20 周以后才发生的疾病。其突出表现是高血压、蛋白尿、浮肿，严重者可发展到抽搐、昏迷、心肾功能受损，甚至引起孕妈妈和胎宝宝发生意外。因此，孕妈妈千万不可大意，一定要做好妊娠高血压疾病的防治工作。

★ 定期做产前检查

如果孕妈妈属于身材矮胖、贫血、营养不良、工作紧张或有高血压家族史的医患人群，则更要密切注意高血压的防治。孕妈妈在孕中、后期要经常测量血压、体重、尿蛋白等，发现异常情况，立即就医。

★ 饮食遵循“三高一低”

对于孕妈妈来说，日常饮食要遵循“三高一低”的饮食原则，即高蛋白、高钙、高钾及低钠饮食。另外，孕妈妈应多吃鱼、肉、蛋、奶及新鲜水果，少食过咸食物，全身浮肿的孕妈妈应限制食盐的摄入量。同时，尽量避免紧张、焦虑、发怒、劳累等，以防血压上升。

★ 做好日常保健

孕妈妈不要过度劳累，如果发现有轻度的妊娠期高血压疾病，孕妈妈要适当减轻工作强度，保证充足的休息时间，必要时注意治疗。

★ 采取左侧卧位

孕妈妈在休息及睡眠时应当采取左侧卧位，这样做可减轻右旋的子宫对腹部动脉和下腔动脉的压力，增加回心血量，改善肾血流量，增加尿量，并有利于维持正常子宫胎盘血液循环。

★ 控制体重

整个孕期，孕妈妈的体重增加应控制在11~12千克，尤其是孕晚期，以每周增加重0.5千克为宜，每周体重增长过快是妊娠期高血压疾病的危险因素之一。

预防妊娠贫血

妊娠贫血是指妊娠前并无贫血病史，妊娠后出现的贫血现象。对于孕妈妈来说，如果血红蛋白低于10克／100毫升，红细胞计数低于350万／立方毫米，临床上可诊断为贫血。妊娠期贫血，会导致机体抵抗力下降，易发生感染。严重的会发生心肌损害，甚至发生贫血性心脏病。胎宝宝也会因宫内缺氧，导致死胎、早产、新生儿低体重等不良后果。

孕妈妈对于铁和蛋白质、维生素等营养的需求量较孕前必然会有较大程度的增加，如果不注意补充这些营养的话，孕妈妈是很容易贫血的，其中孕妈妈最常见的贫血是缺铁性贫血。当贫血发生时，由于红细胞、血红蛋白的减少，血液运载氧气的能力减弱，母体组织细胞缺氧。孕妈妈会出现头晕、耳鸣、四肢乏力、活动后气急、心慌、心脏搏动增强等症状。

为了防止发生妊娠期贫血，孕妈妈平时在饮食上尽量不挑食不偏食，食物品种要多种化，以保证摄入充足的维生素B_{12}、叶酸等。贫血的孕妈妈应该多吃深色蔬菜，特别是含叶酸、维生素B_{12}及维生素C较高的蔬菜，比如青菜、青椒等，卷心菜中也含有很多的叶酸。同时，还要多食一些动物的肝、瘦肉，以及蛋类、豆类及豆制品、牛奶、绿叶蔬菜、水果及红枣、花生等。但是，需要注意的是也有一些蔬菜对于预防贫血是不利的，要尽量少吃，如笋类、茭白、菠菜、空心菜等。

需要提醒孕妈妈的是，妊娠期间应定期检查血红蛋白和红细胞的计数，及早发现和治疗贫血。除此之外还应及时检查，发现并治疗能引起贫血的各种疾病，必要时甚至可以终止妊娠，以免出现畸形儿，等妊娠期贫血疾病症状痊愈后再妊娠。

得了痔疮怎么办

怀孕期间，由于孕激素的影响，胃肠道蠕动减少，孕妈妈会出现便秘。同时，由于腹内压力的增加，增大的子宫对下腔静脉造成压迫，影响下腔静脉及盆静脉回流，加上干燥致使很多孕妇出现痔疮，或使原有的痔疮症状加重，严重地影响正常生活和行动。

★ 养成定时排便的习惯

孕妈妈要养成定时排便的习惯，每次如厕时间不要超过 10 分钟，以免引起肛管静脉扩张而曲张。而且排便后要用温水清洗肛门，以促进肛门处的血液循环。

★ 多吃纤维素丰富的食物

因为新鲜蔬果中纤维素较多，孕妈妈要多吃，而且平时注意多饮水，少喝饮料。另外，孕妈妈排便困难时也可多吃些芝麻、核桃等含丰富植物油脂的食物，可起到润肠的作用。但是，孕妈妈不要吃辣椒、大葱、大蒜等刺激性的食物。

★ 按摩肛门和腹部

孕妈妈大便后用热毛巾按压肛门，顺时针和逆时针方向各按摩 15 分钟，能改善局部血液循环。腹部按摩则取仰卧位，双手在下腹部顺时针和逆时针各按摩 15 次，每日早晚各进行 1 次，有利于防止便秘，也有利于痔疮的好转。

★ 提肛运动

并拢大腿，吸气时收缩肛门，呼气时放松肛门。每日做 3 次，每次 30 下，能增强骨盆底部的肌肉力量，有利于排便和预防痔疮的发生。

警惕不正常乳汁

随着周数变大，孕妈妈血浓度会越来越高，到怀孕末期的血浓度甚至可以高至平时的 10 倍。所以，在怀孕 4 个月以后，有些孕妈妈胸前的衣服有时会突然湿了两块，偶尔会看到细小的白色皮屑黏在乳头上，甚至乳头可能会流出乳汁。其实这属于正常的妊娠期生理变化，不用太紧张。

虽然孕妈妈在孕期的泌乳属于正常现象，但仍要小心乳头上是否有其他不正常的非乳汁液体流出来，这可能代表有其他潜在的乳房疾病。一般来说，孕妈妈乳汁分泌不正常要当心三大危险症状。

乳腺肿瘤及乳癌

因为怀孕，孕妈妈雌激素会急速地上升，进而促进乳房持续长大，同时，也会刺激已存在的雌激素依赖性肿瘤（乳腺纤维瘤或乳癌）快速生长。孕妈妈要注意乳腺肿瘤及乳癌发生的机会并不会因为怀孕而减少，反而容易被忽略，最后也可能因为癌症细胞的快速生长而有不正常的液体流出。

急性乳腺炎

由于乳腺管内本身有乳汁郁积，乳汁本身是细菌繁殖的温床，加上此时如果有细菌的感染即会造成乳腺炎。虽然大部分的乳腺炎是发生在产后哺乳期，但也有少部分会发生在怀孕期。它通常只发生在单侧的乳房，乳房会有局部的肿胀、疼痛、皮肤发红发热，可能会有化脓的液体流出，会有臭味，孕妈妈有时会出现全身性类似流感的症状，如发烧、畏寒、全身无力等。

炎性乳腺癌

炎性乳腺癌也可能会出现局部的红肿热痛，出现类似乳腺炎的症状。这时孕妈妈就需要借助其它的仪器及检查去做鉴别诊断，找出真正的原因。

胎心音的自我监测

胎心听诊是最传统也是最简单实用的胎宝宝监护方法。一般情况下，孕妈妈在孕20周时可测听到胎心音。胎心音比胎动的出现要晚一些。正常的胎心率比较快且强而有力，每分钟120~160次，到怀孕中期，胎心音可达每分钟160次以上。如果胎心率低于120次/分钟或大于160次/分钟，或节律不规则，很可能是胎宝宝宫内窘迫的信号，这时要密切观察胎动和胎心音的变化，如果仍不正常就必须去医院就诊。

1 胎心位置因胎盘位置而异，如果是头位，即胎宝宝头朝下，应在孕妈妈的脐孔的右下方或左下方听；如果是臀位，胎宝宝臀在下面，那就在孕妈妈脐孔的右上方或左上方听；如果是横位，就在孕妈妈脐位听。

2 听胎心音虽然没有什么特殊的技巧，一般人都可以掌握，但必须与孕妈妈腹内的集中杂音准确地区分开。首先是宫杂音，即血流通过发出的声音，这是和脉搏频率相同的吹风样杂音，一般在腹部左侧较明显；其次是腹主动脉音，即腹主动脉音跳动声，其速率和脉搏一致；最后是胎动音，即胎宝宝肢体碰撞子宫壁发出的声音，它是一种没有节律的杂音。

3 孕妈妈应当在孕28周后每日听一次，每次1分钟，以便检测胎宝宝的健康状况。

孕7月的产前检查

孕7月，孕妈妈要进行第5次产检，除检查血压、体重、宫底高度、腹围、胎心率、产科B超检查、血常规、尿常规等项目外，孕妈妈还要抽血检验乙型肝炎抗原、梅毒血清试验、骨盆等，为分娩做准备。

乙肝筛查是重点

孕妈妈怀孕7个月，产前检查时重点要做抽血检查乙型五项，目的是要检查孕妈妈本身是否携带乙型肝炎抗原或已感染乙型肝炎。

梅毒血清试验

医生要再次确认孕妈妈第四次产检所做的梅毒反应是呈阳性还是阴性反应，这样才能在胎宝宝未出生前即为孕妈妈做彻底治疗。

妊娠期糖尿病筛查

孕妈妈在筛查前需空腹12小时，将50克葡萄糖粉溶于200毫升水中，5分钟内喝完，喝第一口时开始计，1小时后抽查血糖，如果发现血糖值异常，还要进行葡萄糖耐量试验。其方法是：先空腹抽血查血糖，然后在5分钟内喝完300毫升含75克葡萄糖的糖水，喝第一口开始计时，分别于1小时、2小时、3小时后抽血查血糖。

产检注意事项

如果孕妈妈的乙型肝炎抗原呈阳性反应，一定要告知产科医生，由医生做出相应处理，以免新生儿遭受感染。同时，孕妈妈做葡萄糖耐量试验时，在试验前需要孕妈妈空腹12小时。

孕妈妈对乳房进行护理

怀孕期间，孕妈妈的乳房大小会有所改变，需要进行特别护理，以避免产后乳房下垂，失去弹性。为了让胸部保持挺拔，孕妈妈可以在日常生活中注意以下方面：

乳罩大小合适

由于受体内孕激素的刺激，乳房不断发育增大，孕妈妈常有触痛、胀大等不适感。此时穿戴大小合适的胸罩可减轻不适，维持乳房外形和弹性；如果不用胸罩支撑，孕妈妈的乳房外形则容易改变，并失去原有的弹性。合适的胸罩应该具备可以随意调整松紧的特点，随着胸围的增大，胸罩大小要相应地做出调整。

清洁护理

因为孕妈妈将来要用母乳喂养婴儿，所以不主张使用肥皂来清洁乳房。孕妈妈要每天用干净毛巾和温水清洗乳房。擦洗时切勿造成乳头的刺激感和酸痛感，使用胸部肌肤滋润产品也是一个不错的选择。

另外，孕妈妈如果想维持胸部的紧实，可做一些简单运动对乳房进行护理。比如：可将双手抬高，于鼻前合拢，手和肘部保持水平状，接着用力击掌。此动作重复 10 次，这时会感到胸部也随之运动。或者，孕妈妈也可将嘴唇拉开，呈微笑状，这个动作可收缩颈部的大肌肉，有助于强健胸部组织，提高乳房弹性。

对胎动进行家庭自我监测

胎动指的是胎宝宝在子宫腔里的活动冲击到子宫壁的动作。怀孕满 4 个月后，即从第 5 个月起，胎宝宝在孕妈妈子宫内做出伸手、踢腿等动作，从而冲击子宫壁。孕妈妈要经常留意观察胎动。胎动次数的多少、快慢强弱等表示胎宝宝的安危。当发现胎动次数突然减少甚至胎动停止，就预示着胎宝宝健康情况不好或出现了异常问题，应尽快到医院检查。

了解胎动知识

在家监测胎动，首先要对胎动的常识有一定的了解。每个胎宝宝的活动量不同，有的好动，有的喜静。不同的孕妈妈可能自觉胎动数会有所不同。不过，胎宝宝在子宫内的活动有着自己的规律和正常范围，孕妈妈经过一段时间细心观察就会掌握宝宝的运动规律。

测量胎动次数

孕妇自怀孕的第 28 周起，每天找空闲时间，采左侧卧姿势，记录 10 次胎动所需的时间；如果小于 120 分钟，表示胎动次数没有异常，但如果没有感觉到胎动，或 10 次胎动的所需时间大于 2 小时，应该尽快地找医生做进一步的检查。

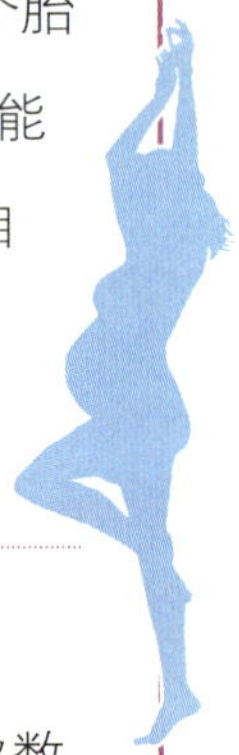

固定时间内胎动次数

孕妈妈每天利用一个小时的时间测量胎动，分别在早上、中午、晚上（最好固定时间）进行监测，如果平均每小时少于3次，则表示胎宝宝可能出现异常。

白天测量胎动次数

孕妈妈在家自我监测胎动最简单的方法就是在白天如果能够测得10次胎动，则表示胎宝宝发育正常，完全可以放心了。

孕7月可进行的运动

孕妈妈运动要因人而异，适可而止，切不可进行高强度的运动，或急于求成，劳累过度。

脚部运动

孕妈妈可以通过脚尖和踝关节的柔软活动，增强血液循环的畅通，对腿部肌肉也是有好处的。方法：孕妈妈坐在椅子上，脚和身体呈垂直状态，两脚并拢，脚掌平放在地面上，脚尖使劲向上翘，呼吸1次后再恢复原状。然后，把一条腿放在另一条腿上，上侧脚尖慢慢地上下活动，约2分钟后两腿位置互换，以同样的要领练习2分钟，每日数次，每次4分钟左右。

盘腿坐运动

这项运动可以松弛腰关节，伸展骨盆的肌肉，可使胎宝宝分娩时容易通过产道，顺利生产。方法：盘腿坐好，精神集中，把背部挺直，收下颌，两手轻轻放在膝盖上（双手交叉按膝盖也可以），每呼吸1次，手就按压1次，反复进行。按压式要用手腕按膝盖，一点儿一点儿地用力，尽量让膝盖一点点地接近床面。运动时间可选择在早晨起床前，白天休息时或晚上睡觉前，每次各做5分钟左右扭转骨盆运动。这项运动能够加强骨盆关节和腰部肌肉的柔软性。

骨盆运动

骨盆运动除了能松弛骨盆和腰部关节外，还可以使产道出口肌肉柔软，并强健下腹部肌肉。方法：先仰卧床上，后背紧靠床面上，屈双膝，脚掌和手掌平放在床上。腹部呈弓形向上凸起，默数 10 下，再恢复原来体位。然后四肢着地，低头弓背，使背部呈圆形。抬头挺腰，背部后仰。上半身缓慢向前方移动，重心前后维持不变，一呼一吸后复原。早晚各做 5~10 次。

开始准备婴儿用品

离宝宝的预产期越来越近了，准爸爸孕妈妈从现在开始就可以为宝宝准备必需品了。宝宝用品比较繁杂，有的东西用一段时间就派不上用场了，最好是找有经验的人一起去买。下面是宝宝使用的一些必备品，仅供孕妈妈参考。

衣物

在夏天出生的宝宝，衣物比较简单。只要选择全棉的连衣裤即可，最多再加上一件薄薄的小棉袄；冬天出生的宝宝需要的东西比较多，最好是质地优良的绒布连身裤、棉袄、全棉的袜子等。

一般可准备：内衣 2~3 套，外套、毛衣、棉衣各 2 件，袜子 3 双，软帽 2 顶，尿布 20~30 块或纸尿裤若干包。

床和床上用品

婴儿床 1 张，最好买可移动的、栅栏较高的小床；被子 2 床，不要太厚，夹被或毛毯 1 条；毛巾 1 条；褥子 2 床；小棉垫 3~5 块。

洗漱用品

澡盆 1 个、小盆 1 个、大浴巾 1 条、小毛巾 3 条、痱子粉 1 盒、水温表 1 支。

进行"光照胎教"

通常来说，胎宝宝在妊娠 8 个月时才尝试睁开眼睛，这时宝宝能看到母体内一片红色的光芒，橘黄色的阴影下母亲的体液在运动。所以，对于那些计划实施

"光照胎教"的孕妈妈来说，最好从孕 24 周开始，不过早期可适度刺激。

孕妈妈每天可定时在胎宝宝睡醒时用手电筒（弱光）作为光源，把电筒光罩紧贴在孕妇腹壁上，向子宫透入光线，使羊水由暗变红。实验发现，胎宝宝喜欢看这种颜色。因为这种颜色可使胎宝宝视网膜上叫作锥体细胞和杆状细胞的神经元，产生视觉电脉冲，经视神经传入到大脑枕部的大脑皮层上的视觉中枢。经常接受这种电脉冲向大脑视觉中枢传递，对胎宝宝视觉功能的建立和发展有极好的促进作用。

需要提醒孕妈妈的是，在实施光照胎教的时候，切记光源不能太强，照射时间也不宜过长，每次最好控制在 5 分钟以内。

孕妈妈水肿的饮食计划

数据表明，约有 3/4 的孕妈妈在怀孕期间会发生水肿现象，并且越接近生产日期越严重。其实，水肿不会对胎宝宝产生不良影响，一般产后会自愈，但孕期会给孕妈妈带来一些不便，因此，在饮食上孕妈妈要注意以下几个方面。

★ 摄取高蛋白、低盐饮食

孕妈妈每天都应摄取优质的蛋白质，例如家禽、家畜、肉、鱼、海鲜、贝类、蛋类、奶类及奶制品、黄豆制品（豆浆、豆腐、豆干、素鸡、豆包、干丝）等。这些食物以新鲜材料配合浓味的蔬菜，例如洋葱、西红柿、蒜头、茴香、芹菜等，可以减少盐的使用量。

★ 进食足量的蔬菜水果

蔬菜和水果中含有人体必需的多种维生素和微量元素，它们可以提高机体抵抗力，加强新陈代谢，还具有解毒利尿等作用。孕妈妈每天不应忘记进食蔬菜和水果。另外，孕妈妈少吃或不吃难消化和易胀气的食物，如油炸的糯米糕、白薯、洋葱、土豆等，以免引起腹胀，使血液回流不畅，加重水肿。

★ 摄取维生素 B_1 或补充 B 族维生素

富含维生素 B_1 的食物包括酵母、肝脏、全谷类（如糙米）、黄豆、荚豆类、小麦胚芽、马铃薯，其中以动物性来源利用率较高。但以饮食摄入量来看，植物性来源为孕妈妈平常摄取维生素 B_1 的主要途径。

★ 摄取具利尿作用的食物

具有利尿作用的食物包括芦笋、洋葱、大蒜、南瓜、冬瓜、菠萝、葡萄、绿色豆子、薏仁等。

孕 7 月营养宝盒

这个月是胎宝宝快速发育的阶段，胎宝宝需要大量的蛋白质。因此，孕妈妈要为胎宝宝补充丰富充足的营养，可以多摄取蛋白质、维生素和矿物质等。同时，注意增加植物油的摄入，不过不宜多吃动物性脂肪。另外，这个时期孕妈妈容易便秘，饮食最好选择富含植物纤维的食物。

蛋白质

孕妈妈需要每天摄入蛋白质 75~95 克，主要来源于肉类、鱼虾、豆及豆制品、奶及奶制品、蛋类等。

碳水化合物和脂肪

孕妈妈平均每天主食（谷类）400~450 克即可满足需要。每日需要植物油 25 克左右，总脂肪 60 克左右。

膳食纤维

孕妈妈每日需摄入膳食纤维 20~30 克，主要来源于谷类、豆类、蔬菜、薯类、水果。孕妈妈在加餐时可以吃全麦面包、麦麸饼干、红薯等点心，补充膳食纤维。

维生素C

孕妈妈需每日摄入维生素C 130毫克，主要来源于蔬菜、水果。

铁

孕妈妈需每日摄入铁矿物质25毫克，主要来源于动物肝脏和血、瘦肉、红糖、坚果、蛋、豆类、桃、梨。需要提醒孕妈妈的是，植物中的植酸、草酸、膳食纤维、茶与咖啡、牛奶中的蛋白质会抑制铁质的吸收，所以要尽量分开食用。

孕7月饮食禁忌

怀孕7个月的孕妈妈在日常饮食中要特别小心，以免影响胎宝宝的正常发育。一般来说，孕7月的孕妇要慎吃或忌吃以下几类食品。

1. 不宜多吃动物脂肪。日常饮食以清淡为佳，水肿明显者要控制盐的摄取量，限制在每日2~4克。

2. 不要吃过咸的食物，尤其是咸菜，以防止水肿加重。

3. 少吃或不吃不易消化和胀气的食物：如油炸的糯米糕、白薯、洋葱、土豆等，以免引起腹胀。

4. 少吃影响智力发育的食物，如锅巴、味精、糖精、甜味剂，因为这些食品影响锌的摄取，容易导致智力发育缓慢。

5

忌用辛辣调料。比如：八角、茴香、小茴香、花椒、胡椒、桂皮、五香粉等。因为热性香料具有刺激性，会致使胃肠腺体分泌减少，造成肠道干燥、便秘等。孕妈妈用力解便，会引起腹压增大，压迫子宫内的胎宝宝，易造成胎动不安，长期如此，有可能影响胎宝宝的健康。

孕 7 月推荐食谱

怀孕 7 个月，孕妈妈开始进入孕晚期阶段，这个时候依旧要补充蛋白质，同时还要注意植物纤维的摄取，防止便秘。

三丝银鱼羹

原料

银鱼适量，鸡蛋 1 个，干香菇 3 个，色拉油适量，淀粉适量，葱 3 根。

功效

银鱼富含蛋白质和必需氨基酸，尤其对有流产史的孕妇来说，是很好的保健安胎食品，同时也有益于胎宝宝的神经系统和骨骼系统的发育。同时，帮助孕妇增强抵抗力，强身健体。

烹制方法

（1）将银鱼洗净，沥干水后加蛋清用手抓匀。

（2）香菇提前泡发，切成丝，葱切段，把生粉加冷水调好。

（3）把香菇丝放热锅内快速煸炒下，加清水煮。

（4）加调好的银鱼，汤再次煮开，放调好的生粉。

（5）加入葱段。

（6）盛入碗内，撒上少量胡椒粉即可食用。

核桃芝麻豆浆

原料

黄豆 60 克，芝麻 10 克，核桃 20 克，水适量。

功效

芝麻富含蛋白质、胡萝卜素、维生素 E、B 族维生素以及钙、铁、硒、铜等矿物质，可促进孕妇食欲，有利于吸收营养成分。而且芝麻含有大量的油脂，对孕妇便秘有很好的疗效。

烹制方法

（1）将黄豆洗净，用水浸泡 12 小时左右。

（2）把核桃仁和芝麻洗净。

（3）将所有原料倒入豆浆机。

（4）加水到 1000 毫升的位置。

（5）大约过 15 分钟，盛出即可食用。

南瓜银耳羹

原料

南瓜 250 克，银耳半朵，枸杞子 20 粒，冰糖 1 块。

功效

南瓜含有丰富的淀粉、蛋白质、胡萝卜素、维生素 C 和钙、磷等成分，不仅能促进胎宝宝的脑细胞发育，还可以帮助孕妇防治妊娠水肿、高血压等孕期并发症，促进血凝及预防产后出血。

烹制方法

（1）银耳提前用水泡发后撕碎。

（2）南瓜削皮切丁。

（3）枸杞冲洗干净。

（4）锅中放进银耳和南瓜丁，大火煮至水开后，转小火煮 20 分钟。

（5）加入枸杞和冰糖，小火煮 10 分钟即可食用。

冬瓜粥

原料

冬瓜300克，粳米180克，猪肉（瘦）100克，淀粉3克，盐2克，香油少许。

功效

冬瓜富含维生素C，钾含量高，钠含量低，可以预防妊娠水肿和妊娠期糖尿病。而且冬瓜富含碳水化合物、淀粉、蛋白质、脂肪、多种维生素和人体必需的微量元素，能够调节人体的代谢平衡。

烹制方法

（1）将冬瓜削皮洗净，切成小块。

（2）将猪肉洗净，剁茸，加盐、水淀粉拌匀。

（3）将粳米淘净入锅，加适量水煮约25分钟。

（4）再往锅中放猪肉茸、冬瓜片，用小火煮几分钟。

（5）待粥液浓稠后即可盛出，淋上香油，撒上葱花即可食用。

chapter 9 孕8月

重在补充营养

胎宝宝的发育情况

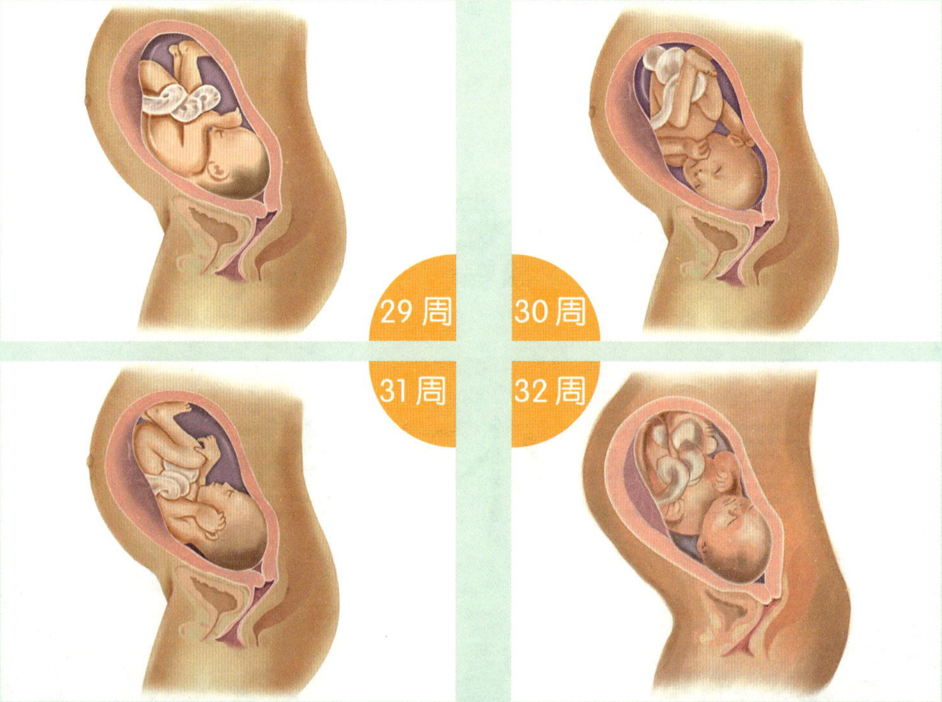

体重	1600 克左右。
身长	41 厘米。
五官	头与身体的比例已与足月儿相仿，但仍纤瘦，胎宝宝眼睑打开，已有眼睫毛。
四肢	胎宝宝能区分光亮和黑暗，有睡觉和清醒的区别。
器官	皮下脂肪已发育，胎宝宝节律性运动、呼吸和吞咽已完全建立。
胎动	胎宝宝有能力在子宫里调整体位，亦会在子宫内滚动。会用脚踢表示高兴或不高兴。

孕8月，孕妈妈的生理变化

怀孕8个月，孕妈妈开始进入孕晚期，这个时候，孕妈妈的身体变化非常明显。

腹部更加突出

孕妈妈的腹部越来越大，胎宝宝在腹中的位置不断下降，孕妈妈会感到下腹坠胀，身体也越发沉重，行动显得很费力，大多数孕妈妈还易感到疲劳和笨重。另外，孕妈妈还伴有水肿、便秘、尿频等症状。

腿部浮肿

孕妈妈如果只是在傍晚或夜里腿部有些浮肿的话，不用担心。但如果是从早晨起床脸就浮肿的话，那就有可能是一种异常情况，需要去医院做进一步检查。

色素沉积

因为孕激素的关系，孕妈妈的脸上可能会长出褐斑或雀斑，或者是在嘴、耳朵、额头周围出现斑点。而且孕妈妈的乳头周围、下腹部、外阴部颜色也越来越深。同时，孕妈妈的下腹中央，由肚脐至耻骨间会出现一条明显的色素形成的“黑线”。

出现假宫缩

孕8月，孕妈妈的子宫肌肉会偶尔收紧，这是一种无节奏的不规则的收缩。在这个阶段，它出现得不是很频繁，而且也不痛，每次会持续30~60秒。

孕8月的产前检查

对于孕妈妈来说，每个月需要检查的项目大同小异。孕8月，临产在即，孕妈妈需要到医院做血压、体重、宫底高度、腹围、胎心率、胎位、血常规、尿常规、胎心监护等项目检查。

超声波检查

超声波检查主要是筛查胎宝宝、胎数、胎位、胎盘位置，胎盘成熟度及脐带是否有绕颈的危险，羊水的异常，并且了解胎宝宝的发育是否与孕周期相符。

胎心监护

胎心监护是一种正确评估胎宝宝宫内发育情况的一种监护方式，一般从 32 周开始，孕妈妈就要做胎心监护，每周一次。借助仪器观察胎宝宝胎心是否异常，判断胎宝宝的胎动情况，同时可以推测出宫内胎宝宝有无缺氧。

体重

孕妈妈体重检查很重要，关系到孕妈妈妊娠高血压、糖尿病以及妊娠纹的生长和产后的恢复。

腹围

从孕妈妈增长的腰围可以初步判断胎宝宝的发育情况，有助于动态观察胎宝宝发育，及时发现胎宝宝宫内发育迟缓、巨婴或羊水过多等妊娠异常，使其有可能及早发现，及早纠正。

血常规

血常规主要检测血红蛋白、血小板、白细胞等。主要是判断孕妈妈是否贫血，血红蛋白的正常浓度范围在 110~150g/L，如果孕妈妈的血红蛋白的浓度不足 110g/L 时，很可能引起胎宝宝缺氧。轻度贫血对孕妇及分娩的影响不大，重度贫血可引起早产等不良后果。

尿常规

尿常规是孕检中一项不可忽视的初步检查，无症状尿路感染如不能及时发现和治疗，则很容易发展为急性肾盂肾炎，并且极易引起中毒性休克等严重并发症，危害性极大。

骨盆测量

骨盆是胎宝宝娩出时的通道，其大小和形态是否正常对分娩非常重要，狭小或畸形骨盆都可能会引发难产。

胎盘检查

孕妈妈正常妊娠时，胎盘附着于子宫的前壁、后壁或者侧壁。如果胎盘部分或者全部附着于子宫下段，或者覆盖在子宫颈内口上，这在医学上被称为前置胎盘。这种病是妊娠晚期出血的重要原因。

自我纠正胎位的方法

胎宝宝正常的分娩位置是胎头朝下先露出，如果不是这种姿势，则为胎位不正。孕妈妈应正视胎位不正的问题。因为如果胎位不正的话，胎宝宝不容易随着孕妈妈的用力娩出，也不能自我调整位置以适应产道的变化，这将给分娩带来不同程度的困难和危险，因此，如有胎位不正，孕妈妈要提前采取措施，及时纠正。

一般来说，孕妈妈在孕 28 周之前，胎位可能会通过胎宝宝自身的活动转正。如果到孕 30 周之后胎位还没有转正，就要通过一些练习来尝试调整胎位，常用的纠正方法有：

膝胸卧位式

孕妈妈排空膀胱，松解腰带，在硬板床上，俯撑，膝着床，臀部高举，大腿和床垂直，胸部要尽量接近床面。每天早晚各 1 次，每次做 15 分钟，连续做 1 周，然后去医院复查。

侧卧式

对于那些习惯左侧卧睡的孕妈妈来说要换成右侧卧睡，而习惯右侧卧睡的孕妈妈则换成左侧卧睡。一个疗程大约 7 天，可以使不正的胎位得以矫正。

脐带绕颈别害怕

脐带的一端连于胎宝宝的腹壁脐轮处，另一端附着于胎盘。在空间并不大的子宫内，胎宝宝借助脐带悬浮于羊水中，胎宝宝会翻滚打转，经常活动。有的胎宝宝动作比较轻柔，有的胎宝宝特别喜爱运动，动作幅度较大时有可能会发生脐带缠绕。脐带缠绕是脐带异常的一种，以缠绕胎宝宝颈部最为多见，是脐带异常中最重要的类型之一。还有一种称为脐带搭颈，就是脐带不完全绕颈。

★ 脐带绕颈的危害

脐带绕颈的发生率比较高，如脐带绕颈松弛，孕妈妈可不必担心，其实，胎宝宝是非常聪明的，当他感到不适时，会采取主动方式摆脱窘境。脐带缠绕较紧时，他就会向别的方向运动，寻找舒适的位置，左动动，右动动，当他转回来时，脐带缠绕就自然解除了。

当然，如果脐带绕颈圈数过多，胎宝宝自己运动出来的机会就会少一些。如果过紧可能会影响脐带血流的通过，从而影响到胎宝宝吸氧和二氧化碳的代谢，使胎宝宝出现胎心率减慢，严重者可能出现胎宝宝缺氧，甚至死亡。

★ 预防脐带绕颈

（1）坚持数胎动。发现胎动过多或过少时，及时去医院检查。因为如果脐带缠绕过紧，会导致胎宝宝缺氧，而宝宝缺氧最早期的表现是胎动异常，即胎动会明显减少或异常增加。

（2）坚持做好产前检查，及时发现并处理胎宝宝可能出现的危害状况。

（3）孕妈妈要特别注意减少腹部运动，保持睡眠左侧位。

如何预防早产

早产是以妊娠在 28 足周后至 37 足周前而中断妊娠为主要表现的疾病。引起早产的原因很多，但因为早产而降生的孩子死亡率较高，因此，防止早产是降低新生儿死亡率和提高新生儿素质的主要措施之一。

早产对婴儿的影响巨大，早产儿的体重往往不足 2.5 千克，身长不足 45 厘米。孕周越小的早产儿，体重和身长越小，适应外界的能力越差，生命力越薄弱，越容易患病；甚至由于某器官脏器发育未完全成熟，出生后无法弥补或未及时得到补救而有了出生缺陷病。因此，孕妈妈要注意预防早产的发生。

预防感染

感染是引发早产的第一因素，预防早产首要是防感染。不管是呼吸系统感染、肠道感染，还是阴道炎、宫颈炎等生殖道感染，一旦波及羊膜，很容易引起胎膜早破，导致早产。所以，孕妈妈要少吃生冷食物、隔夜饭，少外出就餐，以避免急性肠胃炎和腹泻；同时孕妈妈要多喝水，防感冒。而且孕妈妈要穿棉质宽松的内衣裤，一天一换，每天用温开水清洗外阴。另外，孕妈妈如果出现外阴瘙痒、白带增多等问题，要及早到医院做检查。

禁止性生活

孕妈妈怀孕8个月后，切记禁止性生活。这既是为了防止感染妇科炎症，又是为了避免腹压过大或刺激太强引起宫缩，进而引发早产。

注意子宫收缩

容易发生早产的孕妈妈应该尝试学习以手去感觉下腹部子宫的收缩。如果每小时子宫收缩超过4~5次，表示子宫收缩的次数增加，子宫变得不稳定，有发生早产的可能性，需要卧床休息。如果休息无法改善，应该尽快与医生联络或到医院就诊。

孕8月，孕妈妈会遭遇的疼痛

孕妈妈怀孕后期，经常会有一些身体的疼痛不期而至，其实很多疼痛都是孕期的正常现象，孕妈妈不必太多担心，但是也不能太过大意，因为的确有些疼痛是不容忽视的。

头痛

有些孕妈妈在孕早期会出现头晕、轻度头痛等现象，这是比较常见的早孕反应。如果在孕晚期的3个月突然出现头痛，要警惕癫痫的先兆，特别是血压升高和浮肿严重的孕妈妈尤其应注意，应及早就医诊断。

胸痛

孕期胸痛时有发生，好发于肋骨之间，犹如神经痛。此种情况可能是由于孕妈妈缺钙或膈肌抬高所致，可适当补充一些高钙食物。

腹痛

有些孕妈妈下腹两侧经常出现抽痛的感觉，尤其是在早晚上下床之际，总会感到一阵抽痛，这种抽痛一般是因为子宫口韧带拉扯而引起的抽痛感，不会对怀孕的过程造成危险。如果下腹感觉到规则的收缩痛，就要怀疑是不是子宫收缩引起的，应尽快到医院就诊，检查是否出现早产。如果的确属于早产先兆，应在子宫口尚未打开前就赶快到医院就诊，只要找出早产的原因，还是可以顺利安胎的。

腰背痛

孕妈妈进入孕晚期，胎宝宝身体增长迅速，孕妇肚子明显增大。站立时，腹部向前突出，身体重心前移。为了保持身体平衡，孕妈妈上身就会后仰，以平衡向前隆起的腹部。这样一来，孕妈妈的背部肌肉就会紧张，引起腰背痛。

四肢痛

孕妈妈怀孕后体重会增长很多，如果长时间站立、行走，比如逛街，会使腿和背部肌肉很疲劳，四肢酸痛。

手腕痛

孕妈妈在妊娠晚期，可能会出现双侧手腕疼痛、麻木，感觉像针刺或烧灼。其实，孕妈妈不必过于担心，这是由于妊娠期筋膜、肌腱及结缔组织的变化，使腕管的软组织变紧而造成的。

骨盆区痛

孕晚期，随着子宫的增大，骨盆关节韧带处于被压迫牵拉状态，常会引起疼痛，稍用力或行走时疼痛就会加重。孕妈妈不要担心，无须治疗，休息后便可减轻。

怎样睡个好觉

对于孕妈妈而言，良好的睡眠质量非常重要。然而，很多孕妈妈抱怨说怀孕之后就没睡过好觉，翻来覆去总是睡不着。为了胎宝宝的健康成长，这种情况必须改变。

睡眠要有规律

孕妈妈最好每天晚上 10 点前就寝，睡足 8~9 个小时。尤其是晚上 11 点到次日凌晨 4 点这段时间内，一定要养成有规律的睡眠习惯，保证最佳的睡眠质量。

正确的睡姿

孕妈妈仰卧时增大的子宫会压迫腹主动脉，影响对子宫的供血和胎宝宝发育，所以尽量不要仰卧睡觉，最好取左侧位睡眠。研究发现，左侧位对孕妈妈和胎宝宝比较有利，当然，为了保证睡觉舒服可以左右侧卧位交替。

舒适的卧具

对于孕妈妈来说，过于柔软的床垫，比如席梦思床并不合适。通常情况下，棕床垫或硬板床上铺上棉垫为宜。

增加枕头

适当增加一点枕头的高度有利于改善睡眠。孕妈妈还可以用枕头来支撑腹部和背部，放一个枕头在腿部之间可以承托下沉的背部，对入睡很有帮助。

睡前洗澡

孕妈妈上床睡觉前，洗一个舒服的澡能使全身放松，有一定的催眠作用。另外，孕妈妈可以用热水泡脚，用来防止夜里抽筋，以改善睡眠质量。

睡前不宜运动

睡觉前运动会让孕妈妈的精神变得兴奋，不利于睡眠。孕妈妈可以在白天适当做一些简单的运动，比如舒展肢体、瑜伽、按摩和深呼吸，这样有利于晚上睡眠。

放松心情

怀孕期间保持愉快轻松的心情对胎宝宝的发育能起到积极作用。孕妈妈如果实在睡不着，不要强迫自己睡觉，这样反而会让自己变得紧张。孕妈妈可以看看报纸或书，还可以听听舒缓的音乐，一方面有助于胎教，另一方面也能使孕妈妈心境平和、安静入睡。

白天少睡

孕妈妈怀孕后精神困乏，也变得更不想活动。有的孕妈妈白天大部分时间都在睡觉。白天睡太多，晚上就容易失眠，所以孕妈妈白天应该做一些事情来缓解嗜睡的现象，白天尽量少睡。

良好的室内环境

对于孕妈妈来说，适宜的室内温度为 17℃ ~23℃，适宜的室内湿度为 40%~60%。

孕妈妈行动要谨慎

孕妈妈在孕晚期应坚持适当运动，这对顺利分娩和身体健康都有好处。不过，鉴于孕妈妈孕晚期身体不便，日常行动要特别谨慎。

1. 上下楼时要注意。下楼时要紧紧握住扶手以防止身体的前倾、跌倒。上楼时拉住楼梯的扶手，凭借手臂的力量来减轻腿部的负担。

2. 在平路上行走时，应该抬头、挺背、伸直脖子、收紧臀部，保持全身平衡，缓步行走。

3. 坐下时，最好选择用直背座椅（切记不要坐低矮的沙发），先保持背部的挺直，用腿部肌肉的力量支持身体坐下，使背部和臀部能舒适地靠在椅背上，双脚平放在地上。

4 起立时，要先将上身向前移到椅子的前沿，然后双手撑在桌面上，并用腿部肌肉支撑、抬起身体，使背部始终保持挺直，以免身体向前倾斜，牵拉背部肌肉。

5 孕妈妈站立时要保持两脚的脚跟和脚掌都着地，使全身的重量均匀地分布在两只脚上，双膝要直，向内向上收紧腹壁，同时收缩臀部，双臂自然下垂放在身体的两侧，头部自然抬起，两眼平视前方。

6 蹲下捡东西时，不要直接弯腰从地上拾起物品，以免用力过度导致背部的肌肉和关节损伤。应当先慢慢蹲下，拾起物品后再慢慢站起来。

7 当需要拿位置比较高的物品时，一定不要踮起脚尖，也不要伸长手臂，以免不慎摔倒，最好在家人帮助下进行。

8 晚上睡觉时，特别是到了怀孕 28 周以后，要避免长时间的仰卧，以免增大的子宫压迫下腔静脉，影响宝宝的发育，一般以左侧卧为主。

9 孕妈妈起床时如果是仰卧睡姿，先将身体转向一侧，弯曲双腿的同时，转动肩部和臀部，再慢慢移向床边，用双手撑在床上、双腿慢慢地滑到床下，坐在床沿上，稍坐片刻后再慢慢起身。

适当散步好处多

散步是一项非常适合孕妈妈进行的运动。散步可以帮助消化、促进血液循环、增加耐力。孕妈妈要知道，耐力对分娩是很有帮助的。除此之外，在孕晚期，散步还可以帮助胎宝宝下降入盆，而且帮助孕妈妈松弛骨盆韧带，为分娩做好准备。

选好地点

孕妈妈不宜选择在马路上散步。车辆所排放的尾气和噪音都会对孕妈妈及胎宝宝的健康造成不利的影响。花草茂盛、绿树成荫的公园是孕妈妈散步最理想的场所。孕妈妈也可在自家周围选择一些清洁僻静的街道作为散步地点。另外，孕妈妈散步要避开闹市区、集市以及交通要道。

选好时间

对孕妈妈来说，选择散步的时间也很重要，最好选在清晨。也可以根据自己的工作和生活情况安排适当的时间。

时间不要太长

孕妈妈每天散步时间应当控制在 1~2 个小时之间比较好。孕妈妈也可根据自己的感觉来调整，要兼顾身体的反应，不要散步过度，直到筋疲力尽或者上气不接下气。

要有人陪伴

孕妈妈在散步时最好请准爸爸陪同，这样既可以增加夫妻间的交流，而且还能培养准爸爸对胎宝宝的感情。

向人求助

孕妈妈散步时，要穿宽松舒适的衣服和鞋。如果不慎出现阴道出血、呼吸困难、头晕、胸部疼痛、早产等症状时，应立即停下向人求助，或打电话向医师求助。

不可缺少的音乐胎教

音乐胎教早已被广泛应用，对于肚子里的胎宝宝，运用音乐可以达到很好的胎教效果。音乐是给胎宝宝的另一种语言，让宝宝在孕妈妈体内就接受音乐的熏陶，不但可以促进胎宝宝的大脑发育，可尽早开发宝宝的音乐潜能，对其性格培养也有重要作用。

★ 根据孕期调整内容

孕晚期时，孕妈妈心理难免会紧张焦虑，这时应该选择柔和舒缓、充满希望的乐曲，半躺在躺椅上或在床上听。在方式上，孕妈妈可以选择和宝宝一起欣赏音乐。也可以选择孕妈妈给宝宝唱歌的方式，可随着播放的音乐哼唱，也可以自弹自奏自唱，如《摇篮曲》等。

★ 选好音乐曲目

孕妈妈在选择胎教音乐时一定要慎重，不是孕妈妈自己听一听音乐是否好听，而是看它是否经过了医学、声学的测试。胎教音乐节奏不能太快，音量不宜太大，不要有突然的巨响。音乐胎教时间以10~15分钟为宜。胎教音乐中几种受欢迎的类别包括中国传统名曲，比如《春江花月夜》《渔舟唱晚》等；童声如《春姑娘》《铃儿响叮当》等乐曲；还有巴洛克时期和古典主义时期的音乐，其音乐节奏与孕妈妈的心跳旋律接近，对胎宝宝和新生儿有启发和安抚的作用。

★ 唱歌

除了音乐之外，孕妈妈还可采用给胎宝宝唱歌的胎教方法。孕妈妈给胎宝宝唱歌是一种自然的胎教，妈妈声音的自然振动，歌声可带给胎宝宝和谐的感觉和情绪上的安宁感。妈妈富有节奏的心脏搏动声是胎宝宝所处环境中最先听到的声音。妈妈唱歌时，歌声与胎宝宝的呼吸、心跳、胸腔和腹部的运动是一致的。妈妈的歌声更能直接地刺激胎宝宝的听觉，促使胎宝宝的神经系统和感觉感官发育，促进胎宝宝的记忆发展。

★ 谨防音乐变噪声

孕妈妈在保证充足营养与休息的条件下，对胎宝宝实施定期定时的声音刺激，可促进胎宝宝的感觉神经和大脑皮层中枢更快地发育，但是选择胎教音乐时，孕妈妈一定要注意频响范围，不要让乐声变成噪声。

孕8月营养宝盒

孕妈妈怀孕8个月时，在饮食上应采取少食多餐的饮食方式。应以优质蛋白质、无机盐、维生素和钙多的食物为主，还应多吃纤维素多的蔬菜、水果和杂粮，少吃辛辣食物以减轻便秘症状。这一时期，孕妈妈还容易水肿，所以孕妈妈要低盐饮食，可适当吃一些利尿的食物。

摄入铁元素

孕妈妈应注意铁元素的摄入，铁主要存在动物的肝脏、瘦肉和海鲜类中。同时，孕妈妈可多吃含维生素C多的水果蔬菜，可促进铁的吸收。

增加蛋白质和热能

胎宝宝的身体增大，大脑发育加快，同时孕妈妈代谢增加，胎盘、子宫和乳房等组织的增大需要大量蛋白质的储存以及热量的供应。因此需要增加蛋白质，每日摄入量不少于80克。

脂肪和碳水化合物不宜过多

绝大多数孕妈妈由于各器官负荷加大，血容量增大，血脂水平增高，活动量减少，总热能的供应不易过高。尤其要适当控制脂肪和碳水化合物的摄入量，以免胎宝宝过大，造成分娩困难。

补钙和摄入维生素D

这个月孕妈妈对钙的需要量明显增加，因为胎宝宝的牙齿和骨骼的钙化加速。同时，孕妈妈应多摄入维生素D以促进钙的吸收。孕妈妈在每日膳食中应多吃富含维生素D的食物，比如海鱼、肝、蛋黄、奶油等。另外，孕妈妈可以在户外多散步，让阳光照射皮肤也可增加维生素D。

孕8月饮食禁忌

进入孕8月，由于身体越来越沉重，孕妈妈此时会感觉更加吃力。子宫、乳房逐渐增大，血容量逐渐增加，内分泌系统以及新陈代谢旺盛，使胃酸分泌减少，胃蠕动增加，很多孕妈妈出现腹胀和便秘等现象。在此时如果孕妈妈饮食不注意，就会使症状更加严重。那么，在这个时期，孕妈妈不能吃哪些食物呢？

热性调味料

八角茴香、小茴香、花椒、胡椒、桂皮、五香粉、辣椒等热性香料，孕妈妈不适宜食用。热性香料具有刺激性，会致使胃肠腺体分泌减少，造成肠道干燥、便秘等。孕妈妈用力解便，会引起腹压增大，压迫子宫内的胎宝宝，易造成胎动不安，长期如此，有可能影响胎宝宝的健康。

冷饮

孕妈妈多吃冷饮会使胃肠血管突然收缩，胃液分泌减少，消化功能降低，从而引起食欲不振、消化不良、腹泻甚至引起胃部痉挛，出现剧烈腹痛等现象。孕妈妈的鼻、咽、气管等呼吸道黏膜往往充血并伴有水肿，如果大量贪食冷饮，可致局部抵抗力降低，使细菌与疾病乘虚而入，引起嗓子痛哑、咳嗽、头痛等。严重时能引起上呼吸道感染或诱发扁桃体炎。此外，胎宝宝不喜欢冷的刺激，胎宝宝受冷饮影响，会在子宫内躁动不安，胎动便频繁。

鹿茸

鹿茸是名贵药材，含有磷脂、糖脂、胶脂、激素、脂肪酸、氨基酸、蛋白质及钙、磷、镁、钠等微量成分，其中氨基酸成分占总成分的一半以上。鹿茸具有振奋和提高机体功能作用，对全身虚弱、久病之后的孕妈妈有较好的强身作用。但是孕妈妈最好不要滥用。因为经常服用鹿茸，会加剧孕妈妈呕吐、水肿、高血压、便秘等症状，甚至引发流产或死胎等。

孕 8 月推荐食谱

怀孕 8 个月的孕妈妈应该注重补充蛋白质、维生素、微量元素以及植物纤维，另外，饮食还要低盐。

豆腐海藻鲜虾汤

原料

豆腐1块，虾10只，海藻1小撮，食盐适量，植物油少许。

功效

虾富含蛋白质、钾、碘、镁、磷等微量元素和维生素A等成分，可以补充孕妇身体中的钙、锌等微量元素，同时，促进胎宝宝骨骼的生长和脑部发育。

烹制方法

（1）豆腐切块。

（2）海藻放入清水中泡发半小时至完全展开。

（3）鲜虾洗净，剪去须，先将鲜虾过油锅炒至变色。

（4）另起汤锅，加入适量的水，烧滚后加入炒过的鲜虾。

（5）最后依次加入海藻和豆腐，慢火煮3分钟，加入盐调味即可食用。

西红柿猪肝汤

原料

大番茄2个，猪肝1小块。

功效

西红柿含有的苹果酸、柠檬酸能够刺激孕妇食欲，促进胃酸分泌，帮助消化，增强胃肠的吸收功能。同时，西红柿中含有丰富的番茄红素，可以有效缓解孕妇妊娠纹。

烹制方法

（1）将番茄洗净去蒂，放在开水中泡2分钟。

（2）起油锅爆香葱姜丝后，捞出扔掉。

（3）将猪肝洗净，浸泡半个小时后取出切薄片，放料酒、姜丝、葱段、淀粉拌匀。

（4）番茄去皮，切小块。

（5）往锅中倒入番茄翻炒几下，放半汤匙白糖，倒一大碗水，煮开加盖转小火炖20~30分钟。

（6）开盖放盐和鸡精调好味，把猪肝放入，直至颜色发白即可关火，撒葱花后出锅。

土豆焖鸡

原料

土豆 400 克，鸡肉 500 克，食盐少许，姜 2 片，生抽适量，植物油少许，葱 1 根。

功效

土豆含有丰富的维生素及钙、钾等微量元素，且易于消化吸收，营养丰富，可以为孕妇提供优质蛋白质。

烹制方法

（1）鸡肉切块。
（2）用盐、生抽、葱拌匀腌制 15 分钟。
（3）土豆去皮切 1 厘米见方的小块。
（4）锅内烧热油，放葱、姜，再放入鸡块翻炒至鸡块变色。
（5）加入生抽和土豆块再翻炒 2 分钟。
（6）加水、放盐，大火烧开，小火慢炖 20 分钟，装盘，撒上少许葱花即可食用。

芦笋鸡蛋沙拉

原料

芦笋、鸡蛋、胡萝卜各适量，食盐少许、白糖少许，酸奶油、胡椒粉、蛋黄酱各适量。

功效

芦笋所含的叶酸成分非常丰富，是孕妇补充叶酸的重要来源。孕妈妈经常食用芦笋，能够有效预防心脏病、高血压、心动加速和疲劳症等疾病。

烹制方法

（1）将芦笋根部的皮刮去，胡萝卜去皮，切斜菱形小片。
（2）把胡萝卜放入水中，开大火，再放入芦笋烫约 1 分钟即捞出。
（3）把芦笋斜着切小段，和胡萝卜沥干水分备用。
（4）鸡蛋蒸熟后，把蛋黄先放一边备用，蛋白切小片。
（5）将胡萝卜条、芦笋和鸡蛋白一起放入大碗中。
（6）蛋黄、蛋黄酱、酸奶油、胡椒粉和少许糖、盐拌在一起做成沙拉调味汁。
（7）把芦笋、胡萝卜、鸡蛋白用沙拉酱拌均匀即可食用。

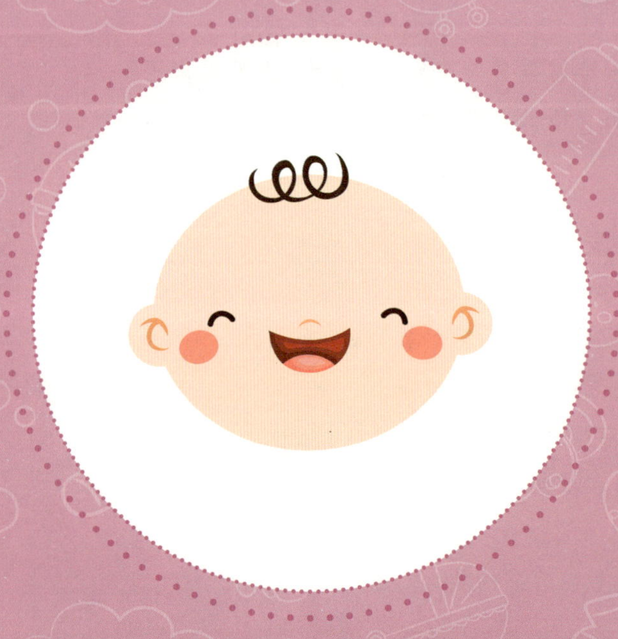

chapter 10 孕9月

胜利前的最后一刻

胎宝宝的发育情况

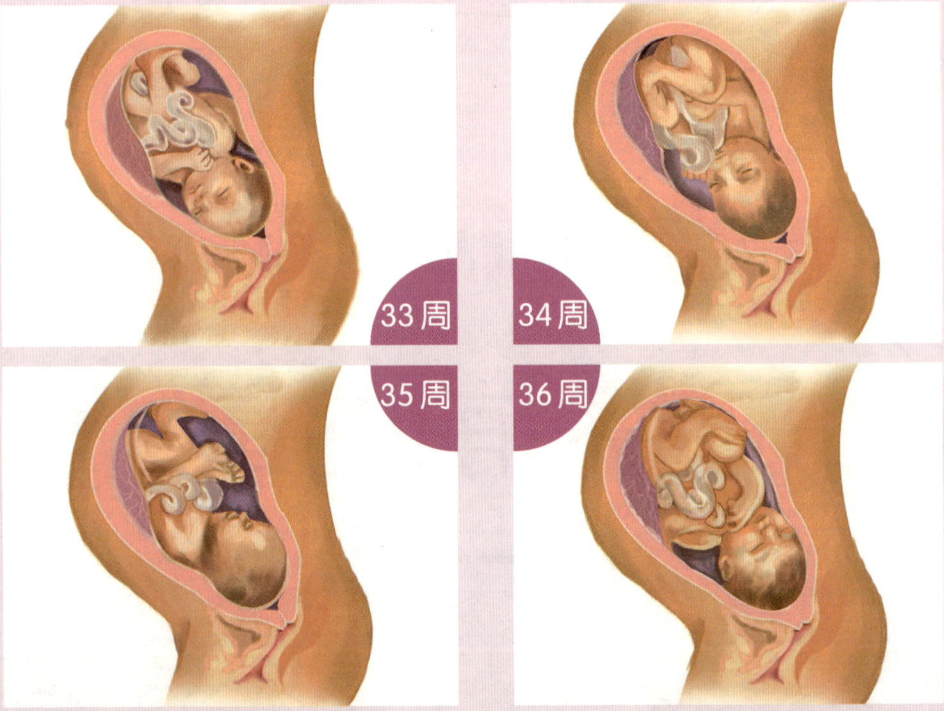

体重 2600 克左右。

身长 46 厘米。

五官 外形逐渐丰满，每天增加体重约 28 克，头发已长出 5 厘米。

四肢 皮下脂肪沉积，指甲、脚趾甲已长到指尖、脚趾尖。

器官 呼吸系统和消化系统发育已成熟。两肺已趋成熟，肺分泌出表面活化剂物质，能在出生呼吸时确保肺泡张开。

胎动 胎宝宝活动频繁。

孕9月，孕妈妈的生理变化

怀孕第9个月时，孕妈妈的肚子已经很大了，除了体型上的变化，孕妈妈还会发生一些其他的变化。

体重增加快

孕晚期是孕妈妈的体重增长最快的时期，孕妈妈需要注意不要过量进食，以免胎宝宝长长得过大，发生难产的危险。

睡觉难受

孕妈妈孕晚期最头疼的问题就是睡觉，侧卧睡胎宝宝会感觉难受，可能会不时地踢妈妈的肚子以表示不满，而右侧睡得时间长了又会觉得身体酸麻，要是仰卧睡觉，过不了很长时间孕妈妈就会觉得喘不过气来。

身体疲惫

孕33周以后，孕妈妈会发现身体明显变得沉重，动作显得更笨拙、迟缓，也更容易感到疲惫。这个时候孕妈妈的腹部向前挺得更为厉害，身体的重心移到腹部下方，只要身体稍微失衡就会感到腰酸背痛。

便秘

进入孕晚期，由于身材臃肿，孕妈妈活动量减少，加速增大的子宫压迫肠道，导致胃肠蠕动缓慢，孕妈妈或多或少会出现便秘的状况。其实，只要便秘不太严重，孕妈妈就不必过于担心。多喝水，多摄入高纤维的食物就可以减轻便秘症状。

尿频尿急

因为孕9月，胎头下降，压迫膀胱，导致孕妈妈尿频现象加重，经常有尿意，且尿量不多。

水肿

孕妈妈孕9月时，手、脚、腿等都会出现水肿现象，因此孕妈妈要特别注意水的摄入量。如果孕妈妈的水肿非常严重，就要及时到医院看医生。

呼吸困难

孕9月初，子宫底的高度上升到肚脐之上，心脏负担逐渐加重，血压开始升高，心脏跳动次数增加，身体新陈代谢所消耗的氧气量加大。这时候，孕妈妈不仅呼吸变得急促起来，而且稍微活动也容易气喘吁吁。直到胎宝宝入盆后，孕妈妈的呼吸困难状况才会缓解。

如何缓解腰背酸痛

腰背酸痛是孕妈妈怀孕后期最常见症状。随着妊娠状况的进展，子宫日益增大，身体重心逐渐向前移，迫使孕妈妈的肩部相应向后移，结果脊柱的正常屈曲度（颈椎向前凸，胸推向后凸，腰椎向前凸）增加，导致脊柱前凸，极易出现腰部酸痛症状。此外，孕期内分泌的变化所引起的脊柱及骨盆各关节、韧带松弛，稳定性不如孕前，都是造成孕妈妈腰背疼痛的原因。

★ 正确站姿

孕妈妈正确的站立姿势是两腿微分，后背伸直、挺胸、收下颌。如果姿势正确，肚子看起来也不会很显眼。孕妈妈站起、坐下时不要过快，最好手上有助力物体。

★ 适当运动

孕妈妈可以根据个人情况适当运动，加强锻炼，增强体力。比如游泳，或者选择适合孕妈妈的体操。

★ 选择合适的床

孕妈妈不要睡太软的席梦思床，太软容易使腰部下陷，引发或加重腰痛。另外，孕妈妈不要穿高跟鞋。

★ 饮食调节

孕妈妈可以吃一些缓解腰背酸疼的食物。比如，多吃富含蛋白质、钙质、B族维生素、维生素C的食物。

★ 按摩操、热敷

孕妈妈可以在家做按摩操，或者由准爸爸帮忙进行背部按摩。另外，为了减轻腰背疼痛的感觉，孕妈妈可以进行局部热敷，用热毛巾、纱布或者热水袋都可以，每天热敷时间不宜过长，半小时就可以。

★ 注意保暖

孕妈妈在天气变得寒冷时一定要注意保暖，因为身体着凉也会引起腰酸背痛。

如何缓解腿部痉挛

怀孕后，绝大多数孕妈妈都会出现腿抽筋的症状，特别是在夜间休息的时候。腿抽筋会导致孕妈妈失眠、烦躁等并发症，有相当多的孕妈妈被抽筋折磨得苦不堪言。

补充钙质

孕妈妈妊娠期间，胎宝宝骨骼发育需要大量的钙，如果孕妈妈缺钙就会引发低钙血症。孕妈妈在白天的血钙水平比夜间高，所以，孕妈妈夜间更容易腿抽筋。孕妈妈要多吃富含钙质的食物，比如芝麻、牛奶、排骨等，可以帮助孕妈妈有效预防低钙血症，而且还能够促进胎宝宝骨骼发育。另外，孕妈妈还要多出去晒晒太阳，并配合补充维生素D，这样才可以保证食物中的钙质被骨骼充分吸收利用。

饮食多样化

对于那些喜欢吃大鱼大肉的孕妈妈来说，由于摄入大量肉类，阻碍了体内的新陈代谢，堆积过多的酸性代谢产物会让腿部的电解质紊乱，进而引发腿抽筋。因此，孕妈妈在饮食上一定要尽量多样化，才可以保证均衡摄入人体所需的各种营养物质。肉类虽然是优质蛋白质和氨基酸的载体，且肉类中富含人体所需的各种微量元素，适量吃一些肉质食品可以促进胎宝宝的生长发育，但是如果摄入肉类过量，就会加大孕妈妈身体代谢的负担。

避免劳累过度

孕妈妈体重增加，加上长久站立，易使腿部肌肉处于疲劳状态，导致腿部堆积大量的乳酸，从而引发腿抽筋。孕妈妈每天睡觉前宜洗热水澡并按摩腿部，可以减少堆积乳酸，舒筋活络。另外，孕妈妈睡前用湿润的热毛巾热敷腿部也可以缓解腿抽筋的症状。

做好保暖工作

对于那些因寒冷天气刺激而引发的腿部抽筋，孕妈妈一定要做好保暖工作，防止腿部暴露在外面易受寒。另外，孕妈妈可以穿着舒适的棉袜入睡，或者睡觉前用温热水泡脚，也能预防腿抽筋，注意时间不宜过长，十分钟左右就可以。

左侧卧睡

有些孕妈妈习惯睡觉时长时间仰卧，而有些孕妈妈每天的睡眠时间太长，这些都会使得腿部肌肉长时间放松、腿部血流不畅通而引起被动性的腿抽筋。对于孕妈妈来说，正确的睡姿是左侧卧位。另外，孕妈妈可以养成早睡早起的习惯，白天多出去走走，以防止血液循环受阻而引发腿抽筋。

产前检查不要忘

孕妈妈已经妊娠36周，这个月应该去医院接受第六次产前检查。此次产前检查除了前几次正常检查的项目外，孕妈妈和家人还要开始着手进行分娩前的准备工作。

测量骨盆

分娩前孕妈妈的骨盆状况决定了顺产与否，骨盆是产道最重要的组成部分，宝宝从母体娩出必须通过骨盆，孕妈妈的骨盆狭小或畸形，均可引起难产。为了弄清骨盆的大小和形态，了解宝宝和骨盆之间的比例，产前检查时要测量骨盆，以便医生准确判断生产的顺利程度。

心理准备

十月怀胎，一朝分娩。分娩是妊娠生理过程的必然结果。因此，孕妈妈要以轻松的心态有准备地迎接分娩。除此之外，丈夫及家人都应该做好心理准备，当产妇阵痛开始时，不要惊慌失措，更不要在分娩的关键时期给产妇增加不安和多余无用的担忧。

心理准备

孕妈妈要克服对分娩的恐惧心理，一个最好的办法是多学习和掌握和分娩有关的知识，了解分娩的全过程以及可能出现的各种情况。目前，许多地方的医院或有关机构都举办了“孕妇学校”，在怀孕的早、中、晚期都会对孕妈妈及其丈夫进行教育，专门讲解有关的医学知识，以及孕妈妈在分娩时与助产医生应做的配合。

心理准备

孕妈妈要选择好医院，应尽量去医疗设施好、服务水平高的医院待产。如果在家中分娩，首先联系好接生医生，要准备好临时产房的照明及取暖设备，以及分娩所需要的各种物质准备等。另外，在正常情况下，孕妈妈不宜提早入院待产，因为医院不可能像家中那样舒适、安静和方便。

避免体重过度增加

孕期肥胖是很多孕妈妈都会出现的问题，由于饮食不节制等问题，一些孕妈妈的体重增长过快，就有可能出现妊娠高血压、糖尿病等问题。还有的孕妈妈认为吃得越好越多，胎宝宝就会长得越快，结果过度饮食导致体重增加过快，这不仅会影响到孕妈妈自己的健康，而且对胎宝宝的发育也不利。

★ 超重的害处

1．肥胖使孕妈妈并发妊娠期高血压疾病的可能性大大增加，严重的妊娠高血压疾病可能会导致妊娠终止。

2．肥胖的孕妈妈患妊娠期糖尿病的概率比一般孕妇增加 4 倍，妊娠期糖尿病可增加产褥感染、产后出血、早产、巨大儿、胎宝宝畸形的发生率，死胎及新生儿死亡率较高。另外，巨大儿通过阴道分娩时可出现胎宝宝锁骨骨折，颅内出血等，而孕妈妈则会有严重的产道撕裂伤甚至骨折等。

3．肥胖使孕妈妈发生流产、难产和死胎的可能性大大增加，新生儿死亡率也明显高于正常体重的新生儿。

4．肥胖给孕妈妈带来许多不便，会造成孕妈妈腹肌无力，容易引起宫缩无力，分娩困难，孕妈妈常常需要实行剖宫产。另外，肥胖增加了孕妈妈出现手术意外、麻醉意外的风险。

★ 如何控制体重

1．控制进食量：孕妈妈主要控制糖类食物和脂肪含量高的食物，米饭、面食等粮食均不宜超过每日标准供给量。动物性食物中可多选择含脂肪相对较低的鸡肉、鱼、虾、蛋、奶，少选择含脂肪量相对较高的猪肉、牛肉、羊肉，并可适当多吃豆类食品，这样可以保证蛋白质的供给，又能控制脂肪量。另外，孕妈妈还要少吃油炸等脂肪含量较高的食物。

2．多吃蔬菜水果：孕妈妈主食和脂肪进食量减少后，往往饥饿感较明显，可多吃一些蔬菜水果，注意要选择含糖分少的水果，这样既能缓解饥饿感，又可增加维生素和有机物的摄入。

★ 养成良好的膳食习惯

孕妈妈不要边吃边看电视，要做到饮食有规律，三餐定时。孕妈妈可选择热量比较低的水果做零食，但不宜选择饼干、糖果、瓜子、油炸土豆片等热量比较高的食物做零食。

★ 注意身体锻炼

适当锻炼身体，不仅可以减少孕妈妈自身体重，还可以让肌肉得到锻炼。孕妈妈可根据自身体能进行低强度的身体活动，例如散步、做体操等。

有效缓解孕晚期恐惧心理

分娩恐惧一直是孕妈妈分娩前最常见的情绪之一。严重的分娩恐惧症不但危害产妇的身心健康，而且对胎宝宝的成长也不利。

转移恐惧

孕妈妈可以转移对分娩的恐惧，可以根据兴趣做一些转移注意力的事，如散散步、听听轻音乐等，这都有利于稳定情绪，减轻产前忧虑和紧张。

不要提早入院

孕妈妈早住院并不是最好的选择。入院后较长时间不临产，孕妈妈会有一种紧迫感，尤其看到其他一些比自己后入院的孕妈妈已经分娩，则会变得更焦虑，心情也更紧张。另外，产科病房内的每一件事都可能促使孕妈妈的情绪发生变化，这种影响对顺利分娩没有好处。

做好分娩准备

孕妈妈分娩的准备包括定期做孕晚期健康检查，做好分娩前的物质和心理准备，这样就不会临时手忙脚乱，也会帮助稳定情绪。

正视分娩恐惧

孕妈妈可以与家人反复讨论分娩的事情，将各种可能遇到的问题事先想清楚，同时找出每个问题的解决方法。

积极心理暗示

孕妈妈可经常对自己进行积极心理暗示，在心里默念我就要见到日思夜想的宝宝了，这是一件多么让人快乐高兴的事情。

掌握分娩知识

孕妈妈应和准爸爸一起学习有关医学知识，进行分娩前有关训练。只有了解了整个分娩过程，孕妈妈才会以科学的态度取代恐惧的心理。

缓解分娩焦虑心理

每个孕妈妈分娩方式和分娩过程都不尽相同，有快慢、难易之分。为了减轻分娩疼痛，孕妈妈有必要了解一些分娩知识，以缓解焦虑心理。

做好产前准备

孕妈妈需要制定具体可行的计划来迎接宝宝的到来。包括检查待产包内的证件、衣服、洗漱用具等是否准备完善，给宝宝的奶粉、尿片、衣服是不是已经准备好了等等。

学习孕育知识

孕妈妈要了解分娩是怎么一回事，增强生育健康宝宝的信心。保持良好的心态不仅能够克服产前焦虑症，而且也有助于孕妈妈顺利完成分娩。

了解生产流程

初次生产的孕妈妈要了解分娩的具体流程。多和医生交流，听取医生建议是剖腹产还是顺产，如果是顺产什么时候侧切。

学会放松

孕妈妈在产前可以选用适当的方式，如听音乐、散步等，放松心情，缓解紧张、焦虑的情绪。

多活动和交流

临产前做一些有利健康的活动，如绘画、唱歌、散步等，不要闭门在家，以免胡思乱想，孕妈妈也可以多与生育过孩子的女性朋友进行沟通，多了解别人的经验，克服恐惧、害怕的心理。

尽量避免性生活

这个月，由于胎宝宝越来越大，孕妈妈的腹部明显膨胀。而且腰酸背痛也使得孕妈妈性欲有所减退。另外，这个阶段胎宝宝生长迅速，子宫明显增大，对任何外来刺激都非常敏感。而且孕妈妈的子宫在孕晚期容易收缩，因此要避免强烈的刺激。夫妻应尽可能停止性生活，以免发生意外。特别是孕36周后应严禁同房。如果此时同房，易使宫口张开，引发细菌感染，造成胎膜早破、早产和宫内感染。

对于准爸爸来说，妻子怀孕后期是考验忍耐力的时期，只限于温柔地拥抱和亲吻，禁止具有强烈刺激的行为。夫妻双方采取拥抱、爱抚等方式，也可以感受到彼此浓浓的爱意与互相的需要。只要双方都能敞开心胸，接受对方，并信任对方，增加沟通的机会，这样对增进夫妻之间的亲密关系很有帮助。

孕妈妈洗澡禁忌

怀孕以后，由于孕妈妈身体内分泌的改变，新陈代谢逐渐增强，汗腺及皮脂腺分泌也会随之旺盛。因此，孕妈妈需要多洗澡，以保持皮肤清洁，预防皮肤、尿路感染。但是，孕妈妈也要注意洗澡的一些问题，方法不对，就有可能对母体和胎宝宝的健康造成影响。

在家洗澡

孕妈妈要在家洗澡，而且洗澡时不要锁浴室门，同时注意室内通风，避免晕厥。另外，洗澡时家中最好有人，万一发生意外，可以得到及时救护。

采用淋浴

洗澡方式最好是不用盆浴，而采用淋浴。这是因为：妊娠期间，由于身体内激素的分泌发生了变化，使阴道分泌物的酸碱性改变，阴道对外来病菌的抵抗力降低，坐浴时，浴后的脏水可进入阴道，进而引起宫颈炎、附件炎，有时还会导致宫内感染，引起早产，尤其是妊娠后期更易发生这种情况。因此，孕妈妈不宜盆浴，更不要到公共浴池去洗澡。此外，在淋浴中要注意别弯腰，尤其是妊娠晚期更应注意；要扶着墙边站稳，不要滑倒；最好是请别人搓澡。

水温适中

水温度过高会对胎宝宝的中枢神经系统造成危害，尤其是会损害胎宝宝的脑细胞，轻者有智力障碍，重者会出现小眼球、唇裂、外耳畸形等，还会反复发作癫痫。因此，孕妈妈不要用 38℃以上的水洗澡。

时间适度

洗澡时间也不应该太长，孕妈妈热水浴时间过长的话，有可能会出现头昏、眼花、乏力等症状，而且还有可能会导致胎宝宝出生缺陷。洗澡时，浴室内由于通风不良，空气混浊，温度高，再加上热水的刺激，易使孕妈妈体内的血管扩张，这样血液流入躯干、四肢较多，进入大脑和胎盘的血液相对暂时减少，氧气的含量也会减少，而脑细胞对缺氧的耐受力很低，因此，不少的孕妈妈就会因此而发生昏倒。另外，如果洗澡时间过长，还会造成胎宝宝缺氧，进而影响神经系统的生长发育。因此，孕妈妈的洗澡时间一般不要超过 15 分钟，或以不出现头昏、胸闷为度。

适量运动有利于顺产

随着分娩日期的临近，孕妈妈的身体变得更加臃肿，行动也会越来越不便，但是，为了能够顺利生下宝宝，孕妈妈要多走动，不要躺在床上。因为保持身体的直立能够加强地心引力和骨盆活动，使充足的血液流向胎盘，为即将出生的胎宝宝提供更多的氧气，降低胎宝宝在分娩过程中发生窒息的危险。

散步

这是一项非常适合孕妈妈的运动。散步可以帮助孕妈妈消化，促进血液循环、增加耐力。要知道，耐力对分娩是很有帮助的。在孕晚期，散步还可以帮助胎宝宝下降入盆，松弛骨盆韧带，为分娩做好准备。

游泳

这是一项很不错的锻炼方式，特别适合原来就喜欢游泳的孕妈妈。孕期游泳能增强心肺功能，而且水里浮力大，可以减轻关节的负荷，消除浮肿、缓解静脉曲张，不易扭伤肌肉和关节。游泳可以很好地锻炼、协调全身大部分肌肉，增强耐力。

孕妇体操

这是专门为孕妈妈设计的有氧运动，有利于孕妈妈分娩和产后的恢复。别看健身体操容易简单，它能防止由于体重增加和重心变化引起的腰腿疼痛，松弛腰部和骨盆的肌肉，为分娩时胎宝宝顺利通过产道做好准备，还可以增强自信心，在分娩时能够镇定自若地应对分娩阵痛。

养成临产前的好习惯

由于孕妈妈的负担日渐沉重，孕妈妈经常会感到疲倦，甚至一整天都不想活动。但是，孕妈妈为了分娩顺利，即使再累，也要想方设法消除疲劳感，养成好的生活习惯。

★ 顺应身体需要

孕妈妈要提早上床睡觉，并养成每天午睡的习惯。哪怕只有短短的15 分钟。一般来说睡眠能让人精力充沛，对孕妈妈来说更是如此。尤其是那些职场妈妈，中午不妨睡上一会儿。

★ 调整时间安排

职场孕妈妈要缩短每天的工作时间，或者看看能不能把一部分工作带回家去做。同时，孕妈妈要取消不必要的社交活动，减少外出时间。另外，家务活也可以交给其他家人去做。

★ 适度活动

尽管孕妈妈此时身体非常不便，但在尽可能的情况下还要做适当运动，比如散步，但不要时间太长，这样可以有效缓解疲劳感，保持一个好心情。

★ 多吃干果、蔬菜

孕妈妈可以吃一些富含蛋白质、维生素、钙、铁等营养物质的干果。同时，还可以多吃新鲜蔬菜和水果，因为引起孕妈妈疲劳的生理原因是乳酸和其代谢物在体内的堆积，使身体处于弱酸性环境，而水果和蔬菜多属于碱性食物，能够有效降低肌肉和血液的酸度，消除孕妈妈的疲劳。

妊娠末期为什么不宜过早休息

许多职场孕妈妈到妊娠 7~8 个月时，家人就让她提前离开工作岗位，全身心地在家休息，等待分娩。其实，这是一种错误的做法。孕妈妈如果过早地休息，停止正常活动，不仅对分娩无益，反而害处更大。这是因为，孕妈妈过早开始在家休息，活动量过少，产生了惰性，容易引起足月后迟迟不生——过期妊娠，给新生儿带来很多害处。

此外，休息得过量还会削弱孕妈妈的体力，甚至会影响将来分娩时的产力，而产力是保障正常分娩的主要因素之一，如果减弱，势必容易引起滞产，甚至发生难产。大量调查资料表明，那些一直到分娩前都照常工作的孕妈妈，平均产程比不干活的孕妈妈产程短，顺利分娩率比过早休息的要高得多。

那么，究竟什么时候停止正常工作，什么时候开始休息好呢？这就要区别情况，如果孕妈妈产前检查一切正常，所从事的又不是重体力或环境恶劣或条件差的工作，则可以到预产期前一周左右再停止工作，在家休息待产，甚至也可以照常工作直至预产期。但是，如果孕妈妈患有较严重的疾病，或产前检查发现异常，或有重要妊娠并发症，则应提前休息，或者听取医生意见。

保证充足的睡眠

进入孕晚期后，由于胎宝宝越来越大，孕妈妈的身体会变得越来越沉重，这时候，孕妈妈要注意休息，保证充足的睡眠非常重要。

睡前准备

1．增加枕头。适当增加一点枕头的高度有利于改善睡眠。还可以用枕头来支撑腹部和背部，放一个枕头在腿部之间可以承托下沉的背部，有助入睡。

2．洗一个舒服的澡。睡前洗一个舒服的澡能使全身放松，有一定的催眠作用。冬天的时候，一定要保证足部保暖，可以泡脚，还可请家人帮忙热敷和按摩来防止抽筋。

3．睡前不宜运动。睡觉前运动会让人的精神变得兴奋，不利于睡眠。孕妈妈可以在白天适当做一些简单的运动，如舒展肢体、瑜伽、按摩和深呼吸，这样有利于晚上睡眠。

4．放松心情。怀孕期间保持愉快轻松的心情对胎宝宝发育能起到积极作用。实在睡不着，可以看看报纸或书，不要强迫自己睡觉。孕妈妈还可以听听舒缓的音乐，一方面有助于胎教，另一方面也能使心境平和、安静入睡。

左侧卧位

孕妈妈采取左侧睡姿，就可以减轻子宫的右旋转，缓解子宫供血不足，对胎宝宝生长发育和孕妇生产是非常有利的。因为随着怀孕时间变长，子宫不断增大，甚至占据了整个腹腔，这样会使临近的组织器官受到挤压，子宫不同程度地向右旋转，从而使保护子宫的韧带和系膜处于紧张状态，系膜中给子宫提供营养的血管也受到牵拉，会影响胎宝宝的氧气供给。

白天少睡

孕妈妈怀孕后，精神乏困，身体也变得更不想动，于是有的孕妈妈白天大部分时间都在睡觉。白天睡太多，晚上就容易失眠，所以孕妈妈白天应该找一些其他的事情来缓解嗜睡的现象，白天尽量少睡。

提前确定到哪家医院生产

分娩是一件大事，而孕妈妈的身体情况又各不相同，因此一定要选择一家技术过硬、水平先进的医院，这样当孕妈妈分娩过程中出现危险情况时能够顺利解决。

★ 医院的口碑

孕妈妈要通过多种途径多方面打听医院的水平及医生的口碑。现在是互联网时代，医院的资料网上都可以查到。也可以在论坛上看看有关怀孕分娩育儿的信息，上面会有很多妈妈的经验可供参考，或者听听身边同事及亲友中已经做了妈妈的过来人的经验，然后再做出自己的选择。

★ 离家的远近

口碑好的医院，如果太远，要考虑是否会给照顾孕妈妈的家人带来困扰。分娩时车子是否能方便地抵达医院，办理入住是否简单快捷，都是要考虑的问题，所以最好选择离家较近的医院。

★ 细致的服务

一般来说，选择生产医院时，也会同时选择分娩方法。当孕妈妈来到妇产科待产时，要进行一次综合检查，然后决定分娩方式。选择自然分娩的妈妈无法控制宝宝出生的时间，宝宝有可能在夜间出生。但有些医院在夜间不提供麻醉服务，或者是没有无痛分娩的服务，所以选择自然分娩的妈妈，应该在分娩前仔细咨询清楚所选医院的相关规定，不要到了最后关头才发现自己需要转院。

孕妈妈如何克制情绪

孕期孕妈妈的情绪变化大，可能因为一点小事就会发脾气，这可以理解，但愤怒的情绪对孕妈妈自己和胎宝宝的身体健康是不利的，孕妈妈应该采取积极的方法应对和控制这种不良情绪。

避免刺激法 孕妈妈如果遇到不顺心的事情，要尽量躲开，或暂时回避一下，以免使矛盾激化。

转移刺激法 孕妈妈在碰到想要发怒的事情时，可以用听听音乐、唱唱歌、看看报纸等方法转移注意焦点，往往怒气就会烟消云散。

释放法 在日常生活或工作中，经常会产生一些矛盾或意见，这很容易使人发怒，孕妈妈如果能把心中的不满或意见坦率地讲出来，心中怒气就会减轻很多。

意识控制法 孕妈妈在发怒时很容易失去理智，对宝宝发育不好。意识控制法就是利用好的道德修养和意志锻炼，尽量杜绝或减低发怒时的情绪反应。

做好入院准备

怀孕对孕妈妈来说是一生中的大事，期待着宝宝的到来是一段激动人心的时光，孕妈妈有必要在宝宝出生之前做好生理、心理和物质上的准备。

心理准备

进入孕 9 月，孕妈妈要随时做好分娩的准备，因为在预产期之前的 2~3 周内，随时可能生产。所以孕妈妈心理上的准备也是非常重要的。另外，因为这个时候即将入院进行分娩，因此准爸妈应该列一张清单，把住院可能需要的东西写下来，必须带的先随时放到包里或触手可及的地方。

每天洗澡

孕妈妈尽可能每天洗澡，清洁身体，淋浴或只擦擦身体也可以。而且孕妈妈特别要注意保持外阴部的清洁。

按时体检

孕 36 周后孕妈妈要每周体检一次，观察血压及体重的变化，检查有无蛋白尿及头晕症状，并且预防妊娠期糖尿病、妊娠高血压等并发症。

生活起居

孕晚期孕妈妈易疲劳，一定要做到睡眠充足，中午可小睡一会；孕晚期睡眠宜采取左侧卧位，可增加子宫和胎盘的血流量；晚间休息时可自然盘腿坐，以减轻下肢疲劳，增加下肢血液循环。

要坚持音乐胎教

随着预产期的临近，多数孕妈妈的情绪开始焦急，这时，孕妈妈可以多听一些舒缓的音乐来放松心情。大多数人认为孕妈妈听的音乐应该以轻柔的为主，实际上，胎教音乐应该更加多元化。因为不同的情景对应了不同的节奏和心境，也会带给胎宝宝不一样的感受和影响。

情景	胎教音乐
早晨睡醒后	早晨睡醒，懒懒的，此时听一听约纳森的《杜鹃圆舞曲》，让胎宝宝也跟着妈妈从懒懒的睡眠中慢慢醒来
要发脾气时	孕妈妈有情绪要发怒时，听一听贝多芬的 f 大调第六号交响曲《田园》，在细腻的乐曲中享受宁静，慢慢地心绪就平静下来了
心情烦躁时	心里总感觉焦躁不安，别想其他的，打开音响，听听德沃夏克的 e 小调第九交响曲《自新大陆》第二乐章，音乐会为孕妈妈抚平焦躁的心情
心情不愉快时	遇到不愉快的事情，别沉浸在悲伤的情绪中了，听一听约翰·施特劳斯的《维也纳森林的故事》，让静谧的森林安慰安慰自己吧
运动时	孕妈妈运动时可以来点音乐助助兴，老约翰·施特劳斯的《拉德茨基进行曲》，会让孕妈妈在激情澎湃中感受无限活力

孕 9 月营养宝盒

孕 9 月，由于胎宝宝最后发育的需要，各器官组织均迅速增长，尤其是大脑细胞的增长和胎宝宝体内营养素贮存速度的进一步加快，因此，胎宝宝对营养的需求也较前几个月有所增长。这一时期，孕妈妈的营养应该以丰富的钙、磷、铁、碘、蛋白质、多种维生素为主，少食多餐，清淡营养。孕晚期，便秘和痔疮容易发作，所以孕妈妈在饮食方面可以进食富含膳食纤维的食物。此外，孕妈妈要继续控制食盐的摄取量，以减轻水肿的不适。由于孕妈妈胃部容纳食物的空间不多，所以不要一次性地大量饮水，以免影响进食。

蛋白质

孕妈妈的子宫、乳房和胎盘等均迅速增大，使母体蛋白质贮量通常能达到 375 克。胎宝宝体重增加到 3000 克，胎宝宝体内蛋白质的贮量也会增加到 170 克，所需的蛋白质均要从膳食中得到，所以，孕妈妈应当多摄入优质蛋白质。孕妈妈每天摄入蛋白质 75~100 克，一般以鸡肉、鱼肉、虾、猪肉等动物蛋白为主。孕妈妈可以多吃一些海产品。

碳水化合物和脂肪

孕9月，孕妈妈碳水化合物的需求量是每天400克左右，脂肪的总需求量是每天60克左右。此时胎宝宝大脑中某些部分还没有成熟，因此，孕妈妈适量补充脂肪，尤其是植物油仍是必需的。

糖类

孕9月，由于孕妈妈基础代谢率增加和胎儿快速生长发育需要足够的热能。另外，胎宝宝已经开始在肝脏贮存糖原，贮存脂肪于皮下。如果此时糖类摄入不足，容易造成蛋白质缺乏或酮症酸中毒。因此，孕妈妈应摄入足够的糖类。但为了防止胎宝宝长得太大，在孕晚期的最后1个月应该略微限制脂肪及糖类的摄入。

维生素

孕妈妈应注意补充维生素和足够的铁、钙、充足的水溶性维生素，以硫胺素最为重要。如果维生素 B_1 不足，易引起呕吐、倦怠、体乏，还可影响分娩时子宫收缩，使产程延长，分娩困难。而且铁摄入量不足的话，会影响胎宝宝体内铁的存储，产后易患缺铁性贫血。另外，孕妈妈如果缺乏维生素K，会造成新生儿在出生时或满月前后出现颅内出血，因此应注意补充维生素K。孕妈妈为了利于钙和铁的吸收，还要注意补充维生素A、维生素D、维生素C。

钙和维生素D

需要强调的是，妊娠的整个过程都需要补钙，但这个月孕妈妈对钙的需要量更多，这一方面由于母体钙的贮备量要增加，另一方面胎儿牙齿及骨骼钙化加速，需要大量的钙。胎宝宝体内钙量的一半以上是在怀孕期的最后两个月贮存的。如果此时孕妈妈钙的摄入量不足，就会导致胎儿生长所需的钙要从母体骨骼中取得，严重时会使孕妈妈得软骨病。胎宝宝缺钙也会发生额骨及牙齿畸形，造成不对称现象。所以，孕妈妈要多吃含钙丰富食物的同时，还应多摄入维生素D，它能促进钙的吸收。但维生素D的摄入不宜过量。

铁

这个月，胎宝宝肝脏以大约以每日5毫克的速度贮存铁，直到出生时贮存量可达300~400毫克。孕妈妈如果铁摄入量不足，会影响胎儿体内铁的贮存，出生后易得缺铁性贫血。

水和无机盐

第9个月里，必须补充足够的铁、钙。胎宝宝肝脏以每天5毫克的速度储存铁，直到储存量达到240毫克。此时铁摄入不足，会影响胎宝宝体内铁的存储，出生后易患缺铁性贫血。虽说孕妈妈妊娠全过程都需要补充钙，但胎宝宝体内的钙一半以上是在怀孕期最后2个月储存的。如果这个阶段钙的摄入量不足，胎宝宝就要动用母体骨骼中的钙，致使孕妈妈发生软骨病。

孕9月饮食禁忌

孕妈妈怀孕9个月，到了孕晚期，即将分娩。作为特殊群体，孕妈妈如果不小心食用到一些食物，其轻则可能会影响孕妈妈的肠胃健康，重则可能会威胁母婴安全。因此，在饮食上要小心，避免意外情况的发生。需要注意的是，有些食物由于其效用等原因，部分孕妈妈并不适宜过多食用，比如螃蟹、薏米等。

1. 芦荟：资料显示，怀孕中的妇女如果过量饮用芦荟汁，容易引起腹痛、呕吐、便血，甚至导致流产。

2. 螃蟹：螃蟹味道鲜美，但其性寒凉，有活血祛瘀之功，所以对孕妈妈有不利影响，应慎吃。

3. 薏米：中医认为薏米质滑利，且对子宫平滑肌有兴奋作用，可促使子宫收缩、具有诱发流产的可能性，也应慎吃。

4. 马齿苋：马齿苋药性寒凉而滑利，对于子宫有明显的兴奋作用，能使子宫收缩次数增多、强度增大，易造成流产，故应慎吃。

5. 杏子及杏仁：由于妊娠胎气胎热较重，故产前一般应吃清淡食物，而杏子的热性，一次食杏过多，还可能会引起上火，所以孕妈妈应慎吃。

6 甲鱼：由于甲鱼性味咸寒，有较强的通血络、散瘀块的功效，因此具有一定堕胎之弊，故孕妇应慎吃。

7 辣椒：适量吃辣椒对孕妈妈摄取全面的营养成分有好处。但过量进食辣椒会刺激肠胃、引起便秘、加快血流量等。如果属于前置胎盘的情况则应绝对禁止食用。

8 花椒、八角、桂皮、五香粉：这些属于热性调味品，易消耗肠道水分，使肠道分泌液减少而造成肠道干燥和便秘，孕妈妈应尽量少吃或不吃。

孕 9 月推荐食谱

怀孕 9 个月的孕妈妈应该重点补充蛋白质、维生素、微量元素，同时为了预防便秘和痔疮，还应该吃一些富含膳食纤维的食物。芦笋鸡蛋沙拉有助于胎宝宝大脑发育；莲藕烧猪手则是孕妈妈补充蛋白质的精选美食；玉米鸡蓉粥不仅能补充维生素，而且还能提高孕妈妈的免疫力。

芦笋鸡蛋沙拉

原料 芦笋、鸡蛋、胡萝卜各适量，食盐和白糖少许，酸奶油、胡椒粉、蛋黄酱各适量。

功效 芦笋所含的叶酸成分非常丰富，是孕妇补充叶酸的重要来源。孕妈妈经常食用芦笋，能够有效预防心脏病、高血压、心动加速和疲劳症等疾病。

烹制方法

（1）把芦笋根部的皮刮去；将胡萝卜去皮，切斜菱形小片。

（2）先把胡萝卜放入水中，开大火，放入芦笋烫约 1 分钟即捞出，用冷水冲一下。

（3）把芦笋斜着切小段，和胡萝卜沥干水分备用。

（4）鸡蛋蒸熟后，把蛋黄放一边备用，蛋白切小片。
（5）将胡萝卜条、芦笋和鸡蛋一起放入碗中。
（6）蛋黄、蛋黄酱、酸奶油、胡椒粉和少许糖、盐拌一起做成沙拉调味汁。
（7）把芦笋、胡萝卜、鸡蛋白用沙拉汁拌均匀即可食用。

莲藕烧猪手

原料

猪蹄2只，藕1节，色拉油少许，食盐少许，葱2段，姜6片，料酒少许，生抽少许，老抽适量，胡椒粉少许。

功效

莲藕富含维生素C和蛋白质，能结合各种细胞，促进骨胶原的生成。

烹制方法

（1）把猪蹄洗净清理干净后剁成小块，莲藕去皮切块。
（2）锅内沸水中加几片姜和料酒，放猪蹄进去焯水，然后再捞出清洗干净后沥干水分。
（3）锅内放油，放葱姜片炒香，再放猪蹄煎至两面微黄。
（4）调入盐、生抽、老抽，放少许料酒翻炒猪蹄至上色。
（5）加入清水，大火烧开后下藕块，再次烧开后转小火，盖上焖煮约一个小时左右。
（6）打开盖收汁后加少许胡椒粉提味即可。

玉米鸡蓉粥

原料

大米30克，玉米酱少许，土豆40克，鸡肉15克。

功效

玉米中含有丰富的蛋白质、脂肪、糖类、维生素和矿物质，有利于智力功能的开发。另外，玉米中粗纤维较多，能够帮助孕妇减轻便秘。

烹制方法

（1）土豆切皮，切成小丁，将米洗干净。

（2）鸡肉切成茸状备用。

（3）将大米、土豆和适量的水一起炖煮至熟烂。

（4）再加入鸡肉煮至熟透。

（5）最后加入玉米酱搅拌均匀即可食用。

chapter 11 孕10月

迎接宝宝的出生

胎宝宝的发育情况

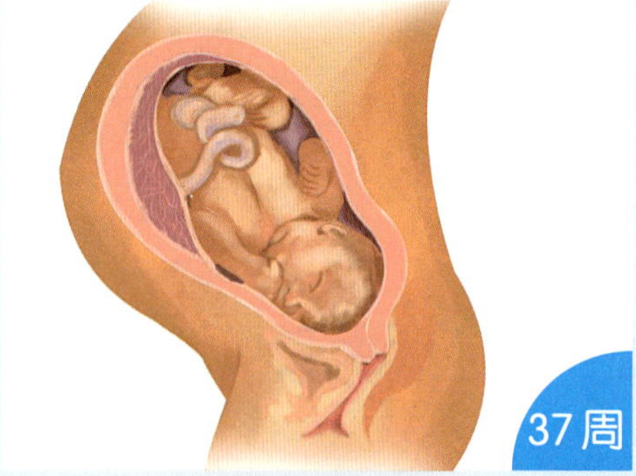

37周

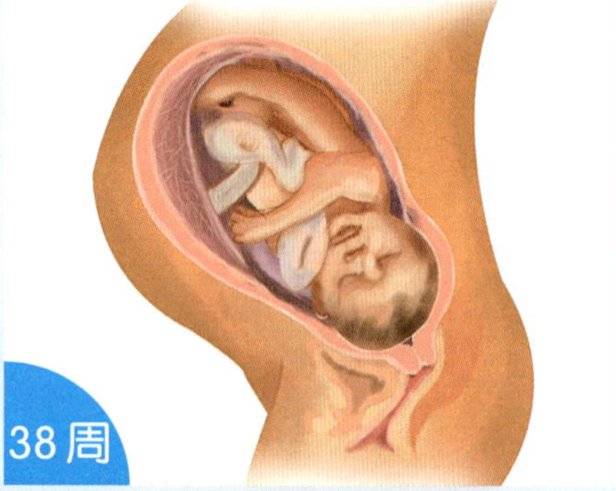

38周

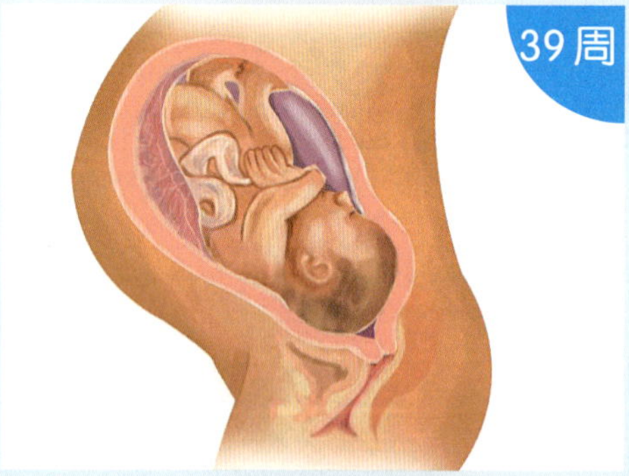

39周

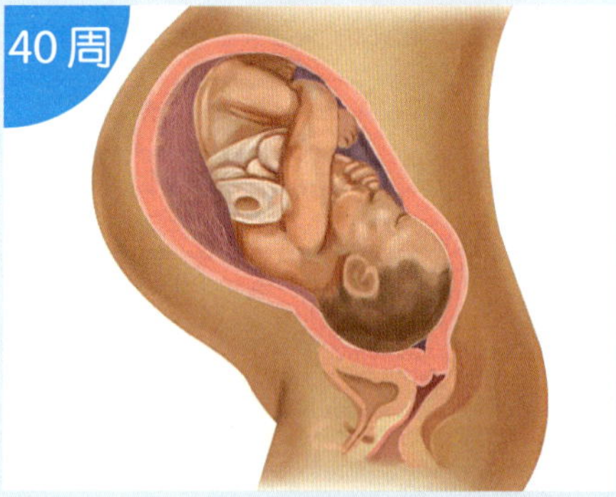

40周

- **体重** 3400克。
- **身长** 50厘米。
- **五官** 大脑发育完善，眼睛活动协调，视力增加。
- **四肢** 机体强健，皮下脂肪沉积；身体更大，呈蜷曲状。肢体强壮，皮肤变得柔软光滑，胎毛几乎完全脱落。
- **器官** 胎宝宝胸廓饱满，身体各部分器官已发育完成，在所有的器官中，胎宝宝的肺部是最后一个成熟的器官。
- **胎动** 胎宝宝活动频率有所下降。

孕10月，孕妈妈的生理变化

怀胎十月，一朝分娩。随着分娩日期的临近，单从外观上看，孕妈妈的身体变化非常明显。

体重还在增长

为了生一个健康的胎宝宝，同时孕妈妈也是为即将到来的分娩积蓄力量，体重将达到整个孕期的最高峰。

心悸、气短

孕妈妈由于受到不断膨大的子宫的压迫，可能会明显感受到心悸、气短、胸闷、胃部不适等系列症状。

肚子下坠

随着胎宝宝的成长，孕妈妈会感觉到下腹部的压力越来越大，突出的肚子逐渐下坠，这是“胎宝宝入盆”造成的，是为孕妈妈分娩做准备的。

皮肤变得粗糙

大多数的孕妈妈在此时身材变得更臃肿了，而且皮肤似乎也没有以前好了，变得有些粗糙。孕妈妈的脸也会变得黑黑的，有些发黄。不仅如此，孕妈妈毛孔也变大了，脸上和背上会长痘痘。不过不用过多担心，妊娠结束后这些现象都会自动消失。

妊娠线更明显

孕妈妈肚子上的妊娠线会越来越明显，其实这条线就是一道黑色比较深的汗毛。不过，不仅是这条妊娠线，孕妈妈全身的汗毛都会比以前更深更长。

手指肿胀

手指肿胀的现象在几乎所有的孕妈妈身上都会出现，这是妊娠期特有的现象，不用过分担心。

乳房腺体加速

乳房腺体扩张非常明显，大量新生的乳管和腺泡已经形成，为孕妈妈将来分娩后哺乳胎宝宝做准备。

产前检查一周一次

越到临产，孕妈妈产检越来越频繁，36 周以后大约达到每周 1 次。日常生活中孕妈妈要密切留意自己的身体，并随时观察身体的细微变化。

产检项目

和前几次产检没有多大区别，除测量血压、体重、宫高、腰围、血常规、尿常规、B 超等例行检查的项目外，一般从怀孕第 37 周开始，每周要做一次胎心监护，借助仪器记录下胎宝宝心率的瞬间变化，这是了解胎动、宫缩时胎心反应的依据，同时可以推测出宫内宝宝有无缺氧。

产检注意事项

1．防止妊娠并发症。怀孕期间孕妈妈常见的并发症有妊娠期高血压疾病和妊娠期糖尿病。如果病情控制不当，容易导致孕妈妈及胎宝宝围产期死亡率增加。唯有及早诊断，控制病情，才能母子平安。

2．预防早产。定期产检可了解怀孕期间的各种状况，且医生会根据孕妈妈的怀孕情况给予最适当的建议和处理。

3．检测胎宝宝宫内缺氧情况。医生可通过胎宝宝心电图检查，胎心率电子监护、B 超生物物理评分、多普勒超声脐血流检查等，及时发现可能引起胎宝宝宫内缺氧的各种母源性因素，并及时就诊。

4．做好孕晚期自我保健。孕妈妈产前检查有利于对妊娠情况的掌握，并能及时接受医生指导。

了解分娩前兆

随着预产期的临近，孕妈妈都会担心不知何时分娩，而且分娩是否顺利。因此，了解一些分娩前兆，做好心理和思想上的准备，对孕妈妈初次分娩很有好处。

★ 胃部压迫感消失

临近分娩，胎头开始进入骨盆，这时孕妈妈会感觉原来被顶上去堵着胸部的子宫体的压迫感开始消失。胃的周围感觉很舒畅，食欲也会增加，呼吸变得轻松起来。

★ 小便次数增多

因为胎头入盆，膀胱受胎宝宝的压迫，孕妈妈就会感觉一有尿意就想排出去，但到了厕所又排不出来，或者只是尿一点点，不久又感觉有尿意。这是正常现象，不必担心。

★ 腰坠疼痛

孕十月孕妈妈即使活动量不大，也会时时感到腹部有轻度的伸张、疼痛。尤其分娩前几天，这种疼痛次数会变得有规律并且增多。

★ 不规律宫缩

孕妈妈会感觉子宫每天都有几次不规律的收缩，但持续时间通常不超过 30 秒，而且收缩力弱，也不规则，并且强度逐渐增加，常在夜间出现清晨消失。需要注意的是，孕妈妈如果感觉子宫收缩很有规律，疼痛变得越来越厉害，尤其是宫缩间隔 10 分钟一次时，就要准备去医院分娩了。

★ 见红

通常在分娩开始前 24~48 小时内，子宫颈口开始活动，使子宫颈内口附近的胎膜与该处的子宫壁分离，毛细血管破裂而少量出血，与子宫颈管内的黏液相混排出，这就是见红，预示着孕妈妈分娩即将开始。

分娩要经过哪几个过程

分娩的具体过程及进展速度因人而异，可以划分成三个基本阶段，这是每一个选择自然分娩的孕妈妈都要经历的三个阶段。

第一产程

这个阶段孕妈妈会出现规律性的腹部阵痛，随着子宫颈口的开大，疼痛的时间越来越长，而间歇的时间越来越短。在临盆早期，一次宫缩的持续时间一般不超过 1 分钟。到了临盆早期结束的时候，宫缩的间隔时间会更短，一般为大约 5 分钟。接下来是活跃期，宫缩变得有规律而且频率更加密集，一般时间间隔为 2~5 分钟；宫缩持续的时间也相对较长，会持续将近 1 分钟之久。之后进入过渡期。在此期间，孕妈妈的子宫颈将从 8 厘米扩张到 10 厘米，宫缩的间隔时间为 2~3 分钟，每一次宫缩都将持续 1 分半钟。

第二产程

这个阶段宫缩频率会慢下来，间隔时间大约为 5 分钟，持续时间为 1 分钟。当胎儿的头开始出现并准备通过骨盆底肌肉的时候，医生或助产士需要决定是否实施外阴切开术。这是一个很小的切口，但是可以扩大阴道开口以便胎儿顺利地娩出。分娩过程中胎儿的娩出阶段将会持续大约 1~3 小时。胎宝宝头部出来后，宝宝的头开始顺时针回转。然后经过一段时间娩出右肩，这时医生会合并双手，朝母亲的背侧稍用力，使宝宝的头下压，头部娩出后，只经过 2~3 分钟胎儿全身就会全部娩出。

第三产程

这个阶段通常十分短暂，大约只有 10 分钟。在这个阶段，胎盘（胞衣）将会被娩出。在孩子出生后几分钟内，孕妈妈的子宫会开始又一次的收缩，宫缩将使胎盘从子宫壁上剥落下来并排出体外。孕妈妈需要再一次用力帮助子宫排出胎盘。医生或助产士将会检查胎盘及隔膜是否全部被排出来了，任何留在子宫内的碎块都应该被清理出来，这样子宫才能够正常地恢复到产前的大小。如果孕妈妈接受了外阴切开术，这个时候伤口也需要进行缝合。胎盘娩出之后，整个分娩过程就完全结束了。

分娩时怎样正确用力

整个分娩过程需要耗费孕妈妈很多力气，用力是有讲究的，实际上并非整个分娩过程都需要使劲，孕妈妈要配合产程和阵痛进行用力，不仅可以减轻阵痛，还可以让胎宝宝得到更多的氧气，使分娩更顺利。

★ 均匀呼吸，不用力

第一产程：这个阶段产妇往往要经历 10 小时的阵痛，子宫收缩的频率较低，收缩力量较弱，其主要作用是使子宫口开大，因此不需要用大力气，只需要有意识地锻炼腹式深呼吸，宫缩时深吸气；宫缩间歇期最好闭上眼睛休息，以养精蓄锐。

★ 用尽全力，屏气使劲

第二产程：这个阶段从宫颈口开全至胎宝宝娩出，孕妈妈子宫收缩快而有力，几乎是一两分钟一次，每次持续 50 秒左右。而当宫口全开宫缩开始时，孕妈妈应双腿曲分开，像解大便一样用力向下，时间越长越好，以增加腹压，促进胎宝宝娩出；宫缩间歇时，孕妈妈要充分放松身体，等到下次宫缩时再用力。记着当胎头露出后孕妈妈就不要再使劲用力了，要改为张口哈气，以免造成会阴严重裂伤。需要换气时，保持原有姿势，马上把气呼出，同时吸满一口气，继续憋气和用力，直到宝宝娩出。如果胎头已娩出产道，这时孕妈妈可使用短促的呼吸来减缓疼痛。

★ 再次用尽全力

第三产程：此阶段是胎盘娩出期，胎宝宝娩出 10 分钟后又会出现宫缩，以排出胎盘。此时还按第二产程的屏气法用力，用尽全力加快胎盘娩出，以减少出血。

待产时出现突发情况怎么办

孕妈妈通常在怀孕 7 ~ 8 个月后，尤其是接近临产期时，一般不要外出，身边也不要离人，并且要做好随时送医院的准备。然而，有的孕妈妈尤其是初次产妇分娩非常迅速，根本来不及被送到医院或等待助产人员的到来，胎宝宝就生出来了。如果遇到这种意外情况，孕妈妈和家人千万不要慌乱，切记做到以下几点:

1. 首先准备好接生用具，包括干净的布、消过毒的剪刀、酒精等。

2. 孕妈妈千万不要用力屏气，要张大嘴巴呼吸。

3. 当胎宝宝头部露出时，家人或助产人员要用双手托住头部，注意不能硬拉或者扭动，当肩部露出时，再用两手托着头和身体，慢慢地向外提出，然后等待胎盘自然娩出。

4. 胎宝宝生出后，记着要做好保暖工作，并用干净柔软的布擦净婴儿口鼻内的羊水。不要擅自剪短脐带，要将胎盘放在高于宝宝或与宝宝高度相同的地方，然后尽快将孕妈妈和宝宝送往医院。

选择顺产还是剖腹产

常见的分娩方式有自然分娩和剖腹产。至于选择哪种分娩方式，这要看孕妈妈的个人情况来决定适合用哪种分娩方式。一般来说，决定孕妈妈分娩的因素有产道、产力和胎宝宝三个因素。分娩前，如果经产前检查，母体状况良好，胎位也正常，当然以自然分娩的方法最好。如果产力不够，或者胎位异常，自然分娩过程中可能出现难产，那么就需要选择剖腹产。

剖腹产是解决孕妈妈不能从阴道分娩的情况下采取的技术手段。剖腹产有好处，弊端也显而易见，主要表现是出血多，容易感染发炎，手术后体力恢复较慢，还可能在日后发生肠粘连。而且子宫上留有疤痕，如果第一个孩子出生后发生意外，再次妊娠分娩时就有可能发生子宫破裂的危险。所以除特殊情况外，还是自然分娩的好。

需要提醒孕妈妈的是，剖腹产的胎宝宝头部受压较少，呼吸中枢的准备不足，出生时不易激起呼吸。剖产儿出生时，常需要很快切断脐带，因此，从胎盘得到的血液比较少，出生后就容易贫血和体重下降，肺部功能也较差。

孕妈妈是否做剖腹产取决于一定的适应证。碰到以下情况时，应当采取剖腹产帮助孕妈妈娩出胎宝宝。

1 孕妇骨盆狭窄，产道有阻塞、阴道横隔，胎宝宝过大或胎位不正，产程过长或子宫颈口开得不大，通过阴道分娩确有困难。

2 产前有大出血，包括前置胎盘，胎盘早期剥离，为了确保产妇的生命安全而采取剖腹产。

3 胎宝宝情况不好，胎宝宝产生窘迫，需要立即结束分娩抢救胎宝宝。

了解水中分娩

水中分娩是顺产的一种方式，给孕妈妈多了一种自然分娩方式的选择。水中分娩就是孕妈妈在充满温水的分娩池中生孩子。分娩池中的水与子宫内的羊水的环境相似，是仿羊水的。

水中分娩可以减少宝宝窒息率。而且，孕妈妈分娩的姿势比较自由。目前人们对水中分娩的看法不尽相同。水中分娩的好处是速度快，可以减少对母亲的伤害和减轻婴儿缺氧的危险；另外母亲可以在水中休息、翻身，这要比在产床上分娩容易一些。热水还可以减少分娩时的痛苦。

孕妈妈需要知道的是，目前还无法完全保证水中分娩的安全，这是因为水中分娩也有许多不利因素。相对初产妇来说，初产妇产程长，产道及会阴条件差。产程长不利于水中分娩时所进行的胎心监测、产程进展监测和产后新生儿抢救与复苏，不能及时发现胎宝宝宫内窘迫。尤其是胎粪型胎宝宝宫内窘迫。

另外，水中分娩的消毒及防止交叉感染问题也不易解决，一些常见的传播疾病如人类乳头瘤病毒、淋病、艾滋病、单纯疱疹病毒等不是孕妈妈常规检查项目，水中分娩一旦消毒把关不严或有疏漏，难免会发生交叉传染。

自然分娩的好处

孕妈妈分娩时，胎宝宝经过阴道，是一种最正常的分娩方式。阴道分娩时子宫收缩所引起的各种变化，这个过程使胎宝宝逐渐适应外界环境，由靠母体血运营养到自我呼吸提供一个过渡适应的阶段，对胎宝宝出生后的独立生活是十分有益的。

子宫收缩可使胎宝宝胸肺受到锻炼，使胎宝宝胸部有节律性地压缩扩张，刺激肺泡表面活性物质加速产生一种脂类物质，使出生后的肺泡有弹力，容易扩张，可以将吸入肺中少量的羊水挤出，促进了胎宝宝出生后的呼吸功能。

分娩时宫缩和产道的挤压作用，可将胎宝宝呼吸道内的羊水和黏液排挤出来，使新生儿湿肺和吸入性肺炎的发生率大大减少；免疫球蛋白在自然分娩的过程中，可由母体传给胎宝宝，使新生儿具有更强的抵抗力。而且阴道分娩时，胎头受压充血，对胎宝宝的中枢有刺激作用，出生后容易激起呼吸而啼哭。

另外，自然分娩有助于孕妈妈恢复身体。对那些采用剖腹产的孕妈妈来说，产后恢复一般要比自然分娩的慢。自然分娩之后 2 小时就能下床走路了，而剖宫产的孕妈妈则至少要卧床休息一整天才能动，还要忍受伤口的疼痛。同自然分娩相比，剖宫产至少要多出 300 毫升的血，引起产后感染、大出血等并发症的概率也要高许多。

帮助顺产的运动

临近预产期，孕妈妈的身体越来越沉重，行动也越来越不方便了。但是，为了顺利生下宝宝，孕妈妈可以做一些能够帮助顺产的运动。只是孕妈妈做运动时，身边一定要有人陪伴，主要是防止孕妈妈因为身体不便出现意外。

伸懒腰

孕妈妈跪在床上，双手和膝盖撑地，把腰向上拱起然后再放平，再拱起、放平，交替进行，宫缩时摇晃臀部。当孕妈妈做这个动作时，胎宝宝受到的压力是最小的，动脉和脐带也不会受到任何压力，比一直躺在床上感觉要好得多。

多走动

宝宝的头部已经入盆，是一个向下的状态，孕妈妈多走动可以帮助宝宝持续这样的状态，同时也有助于锻炼孕妈妈的体力，为分娩时积蓄产力，使得分娩顺利进行。

身体前倾

在桌子或者床上放置一个枕头，身体前倾，随意地趴在枕头上，当宫缩来的时候，就摇晃臀部。因为是跪立的姿势，所以重力会起到一定的加速产程的作用，而且在疼痛难忍的宫缩到来时靠在柔软的物体上会感觉非常舒适，更容易使自己放松。

舒缓分娩疼痛的方法

为了减轻分娩过程中的阵痛，使胎宝宝顺利娩出，孕妈妈可以在分娩前学习并掌握减轻分娩疼痛的方法。

深呼吸法

分娩第一产程开始后，孕妈妈的子宫开始有规则地收缩，宫口扩张到 2~3 厘米，感觉腹胀下坠不能忍受时，可在每次宫缩时进行一次腹部深吸气，直到一阵宫缩完毕后再将气呼出，注意用鼻孔吸气，以口呼气，就像在吹一个很费劲的东西。这个方法在分娩开始后即可使用。

按摩法

当子宫收缩频繁时使用。具体做法：两手指端轻摩下腹部皮肤，深吸气时从腹部两侧到下腹部中央，呼气时从中央到两侧，宫缩过后即可停止。如果宫缩时间长可与深呼吸并用。

压迫法

可与按摩法交换做，同时应做深呼吸。宫缩时用手或拳压迫自己觉得最不舒服的部位，如腹部、骶部或耻骨部等处，仰卧时可以自己用手压迫耻骨部或腰部，侧卧时可压迫骶部。

屏气法

第二产程开始后，即在子宫口开全时使用此方法。宫缩时使用腹压，深深吸一口气，然后下行而不吐出来，时间越长越好。憋气要在腹部，不要在喉头，类似排便时向下憋气的动作，随着宫缩的节律向下用力，帮助胎宝宝克服在产道中所遇到的阻力，顺利生产。宫缩后可闭上眼睛休息。

另外，孕妈妈在分娩时一定要听从助产人员指挥，医生说什么时候用劲就什么时候用劲，以免体力消耗过大，做无用功。同时，孕妈妈要保持头脑清醒，情绪稳定，不要慌乱，更不必恐惧和紧张，因为情绪紧张往往会妨碍子宫正常收缩，不利于顺利分娩。

过期妊娠的危害

过期妊娠是指妊娠超过预产期 2 周仍未分娩。过期妊娠对孕妇和胎宝宝都会造成一定的危害。

★ 胎盘功能退化

胎盘和其他器官一样，有一定的寿命期限，它的作用就是在妊娠期里向胎宝宝提供营养物质和氧气直到胎宝宝发育成熟。超过这个期限它的功能便会慢慢衰退、老化。过期妊娠时胎盘的某些绒毛血管发生梗死，使供应胎宝宝的氧气和营养物质不足，容易使胎宝宝发生缺氧。可能造成宝宝的脑细胞坏死，或因缺氧而致死亡。

★ 羊水量减少

羊水是胎宝宝正常生长发育的外部环境，羊水量的正常与否是妊娠情况是否良好的标志之一。妊娠时间延长，由于羊膜分泌功能降低，羊水量就会减少。羊水过少、黏稠，产道润滑不足，胎宝宝分娩过程中下降受阻，可使产程延长，胎宝宝死亡率高。另外，羊水过少时，子宫周围的压力直接作用于胎宝宝，胎宝宝可发生肌肉畸形、畸足，有时子宫直接压迫胎宝宝胸部，可使胎宝宝肺器官发育不全。

★ 易发生难产

妊娠过期可使胎宝宝颅骨变硬、颅缝较窄，在分娩过程中胎头不易变形，适应产道能力差，使胎头下降困难，容易发生难产。难产可造成新生儿颅内出血、产程过长、胎宝宝宫内缺氧，引起大口喘气，还可造成新生儿吸入性肺炎。

★ 新生儿并发症增加

过期妊娠所生的新生儿，各种并发症比正常妊娠的足月儿明显增加，如新生儿颅内出血的发生率可高达25%，吸入性肺炎的发生率也高达37%。

★ 难产率高

过期妊娠容易造成胎宝宝和孕妈妈的损伤，增加产妇分娩时的痛苦，胎宝宝颅内出血和产妇产道损伤、产后出血发生均增多，难产率比正常产的要高2~4倍。

无痛分娩安全吗

很多孕妈妈非常害怕自然分娩过程中的剧痛，因而选择顺产的同时也选择了无痛分娩，但是，并不是所有孕妈妈都适合无痛分娩。

无痛分娩不宜人群

1.有阴道分娩禁忌证、麻醉禁忌证的孕妈妈不可以采用无痛分娩。

2. 如果孕妈妈患有凝血功能异常，那么，也不可以采用无痛分娩。

3. 对于那些有妊娠并发心脏病、药物过敏、腰部有外伤史的孕妈妈来说，分娩前应向医生咨询，由医生来决定是否可以进行无痛分娩。

无痛分娩注意事项

1. 精神上要放松，无痛分娩风险不大。

2. 孕妈妈要和医生进行沟通交流，把自己过去的健康情况、用药情况和麻醉医生清晰、完整地交代一下。

3. 孕妈妈分娩前不要吃得过多，因为麻醉本身可能会有一些不良反应，比如恶心、呕吐，如果吃得过多，发生呕吐的可能性会大一些。

无痛分娩常见方法

硬膜外麻醉是目前各大医院运用最广泛、效果比较理想的一种无痛分娩方法。整个分娩过程如下：

1. 当宫口开到 3 厘米，产妇对疼痛的忍耐达到极限时，麻醉医生在产妇的腰部将低浓度的局麻药注入蛛网膜下腔或硬膜外腔。采用间断注药或用输注泵自动持续给药，达到镇痛效果，镇痛可维持到分娩结束。

2. 麻醉药的浓度大约相当于剖宫产麻醉时的 1/5，浓度较低，镇痛起效快，可控性强，安全性高。

3. 因为硬膜外麻醉操作是在后背上，所以产妇后背的皮肤应该是比较健康的、没有感染的，如果长有脓包就不可以做。另外，曾经在腰部做过大手术的产妇也要慎重。

入院前的准备工作

当孕妇已经临近预产期，就要做好入院前的准备，并且提前准备好自己和宝宝会用到的东西。万一孕妇突然出现分娩前兆时，避免手忙脚乱。

孕妇所需物品

首先孕妇要找出一套怀孕初期时穿的衣服，分娩过后孕妇的肚子会变小，一身舒适合体的衣服会让产妇感觉神清气爽。此外，干净的内衣、内裤、拖鞋都是必不可少的物品，购买时一定要挑选纯棉质地的，不仅柔软而且透气，对产妇的身体恢复大有好处。接下来还要准备卫生及洗漱用品。因为分娩后会有恶露流出，卫生巾和专用消毒湿巾都不能少。另外，分娩后产妇会在医院做产后检查，洗脸、刷牙等个人卫生问题要自己解决，因此牙刷、牙膏、脸盆、毛巾也要准备好。

宝宝所需物品

宝宝出生后，需要一套属于自己的物品，家长一定要给宝宝配置齐全。孕妈妈入院前要帮宝宝准备好床单、褥子、小被子、小枕头等一系列床上用品。还有宝宝的衣物，这些都可以多准备一套，方便及时更换或者添加。当然，根据当时的季节，还要给宝宝准备小袜子、小帽子、小鞋子等保暖的重要物品。此外，宝宝的日常用品，如尿布、特效湿巾、毛巾被、小勺、奶瓶、奶粉等都是必不可少的。

最后，需要提醒孕妈妈，产前检查报告、身份证、户口本、医疗本、生育服务证等证件都要带齐，这样才能方便给小宝宝上户口。

孕10月营养宝盒

这一时期，孕妈妈为了保证生产时的体力，除注意增加营养外，仍要以富含纤维素的蔬菜、水果为主，同时保证摄取足量的蛋白质、糖以及钠、钾、钙、铁和磷等营养元素。每天要保证充足的水分，富含各种矿物质的汤水也不能少。如果营养不足，不仅所生的婴儿常比较小，而且孕妇自身也容易发生贫血、骨质软化等营养不良症，这些病症会直接影响临产时的正常子宫收缩，容易发生难产。

★ 多吃营养高的食物

孕妈妈应选择体积小、营养价值高的食物，避免吃体积大、营养价值低的食物，以减轻胃部的胀满感。而且孕妈妈多吃含有油脂蛋白质的蛋、牛奶、肉类以及大豆制品等，注意营养均衡。另外，饮食量不需要刻意地增加，按照以前的饮食结构就已经足以为胎宝宝提供足够的营养，不用担心会营养不足。

★ 多吃含纤维素的食物

孕晚期，逐渐增大的胎宝宝给孕妈妈带来负担，孕妈妈很容易发生便秘。由于便秘，又可发生外痔。为了缓解便秘带来的痛苦，孕妈妈应该注意摄取足量的膳食纤维，以促进肠道蠕动。所以，孕妈妈应当多吃一些芹菜、胡萝卜、白薯、土豆、豆芽、菜花等各种富含膳食纤维的新鲜蔬菜。

孕 10 月饮食禁忌

怀孕 10 个月，临产前的这个月，孕妈妈除了应坚持少吃多餐的饮食原则外，还要忌吃或少吃以下几种食物：

1. 大补食品，以防影响正常分娩，比如人参、鹿茸等。
2. 寒凉食品，以防引起宫缩提前，比如柿子、田螺、螺蛳、蟹、蚌等。
3. 引起子宫收缩的水果，比如龙眼、山楂、木瓜等。

4 少吃油炸食品和肥肉。油腻食物会使体重增加过快，孕妈妈要尽量减少油脂的摄入。

孕10月推荐食谱

孕妈妈怀孕10个月，已经进入了孕期的最后阶段，胎宝宝也已经足月了，随时都有可能分娩，所以孕妈妈在饮食方面除了要补充营养外，还应该补充生产时所需要的能量。比如：芹菜鸡丝沙拉、开胃蛋白饭、杏仁炒荷兰豆等都是不错的选择。

芹菜鸡丝沙拉

原料 芹菜200克，鸡胸肉、沙拉酱、食盐各适量。

功效 中医认为芹菜味甘、性凉，含铁元素高，对于孕期女性补血养虚极具作用，而且还可以有效预防孕期便秘、孕期高血压、妊娠高血压等症状。

烹制方法

（1）准备好芹菜和熟鸡胸肉。

（2）锅内烧水，煮至水开，将芹菜去叶切段清洗后，入锅内微焯一分钟，加入适量细盐。

（3）将焯好的芹菜出锅，用冷开水微泡。

（4）将熟鸡肉撕成丝。

（5）将焯泡好的芹菜跟鸡丝摆放在一起，加入适量沙拉汁即可。

猕猴桃香蕉奶昔

原料 香蕉2根，猕猴桃1个，牛奶250克，炼乳1大勺，柠檬汁30克。

功效 香蕉富含叶酸，并且是钾的极好来源，有利于胎宝宝神经管正常发育。另外，香蕉含有的泛酸等成分，能够帮助孕妇排解紧张、提高注意力、解除忧郁。而且，香蕉还有降压、保护心脏与血管内皮的作用，同时也可以帮助孕妇清理肠道。

烹制方法

（1）先把去过皮的香蕉切成小块，再把香蕉块放入豆浆机里。

（2）用勺子挖出猕猴桃果肉，也放入豆浆机里，加柠檬汁。

（3）分别倒入牛奶和炼乳。

（4）盖上豆浆机的盖子，搅拌 30 秒左右，猕猴桃香蕉奶昔就做好了。

杏仁炒荷兰豆

原料

荷兰豆少许，杏仁、蒜、盐、鸡精各适量。

功效

荷兰豆含有丰富的碳水化合物、蛋白质、胡萝卜素和氨基酸，能够帮助孕妈妈补充全面营养。

烹制方法

（1）荷兰豆摘去两头和筋，清洗干净。

（2）杏仁备用。

（3）把剥好的蒜瓣切成薄片。

（4）锅中油热后，放入蒜片炒香。

（5）放入荷兰豆翻炒至变色。

（6）放入杏仁翻炒 2 分钟，放入盐和鸡精，调味即可。

开胃蛋白饭

原料

米饭 1 小碗，鸡蛋 3 个，洋葱 1 小块，豌豆适量，虾仁 3、4 只，胡萝卜 1 小块，盐少许，白胡椒粉少许。

功效

鸡蛋含有丰富的蛋白质、维生素，所含的营养成分全面而均衡，尤其是蛋黄中的胆碱对于胎宝宝的大脑发育非常有益。另外，鸡蛋中的优质蛋白有助于产后提高母乳质量。

烹制方法

（1）把虾处理干净后切小丁，加一点点盐和白胡椒粉腌一下。

（2）将鸡蛋打散，可以加一点水淀粉。

（3）把豌豆放入沸水中焯一下，再准备一小碗米饭。

（4）先做一份番茄炒饭，锅内倒入少许油，烧热后炒香洋葱，接着放入胡萝卜丁和豌豆。

（5）炒匀后倒入米饭，加番茄酱、盐和糖，炒匀后盛出备用。

（6）锅中加入一大匙油，倒入蛋液摊成蛋皮，在蛋液即将凝固的时候，放入米饭，再将蛋皮对折就可以装盘了。注意吃的时候淋上少许番茄酱即可。

图书在版编目（CIP）数据

孕期调养全攻略 / 徐萍，贾清华主编 . — 北京：中国医药科技出版社，2018.8

（宝贝计划系列）

ISBN 978-7-5214-0315-2

Ⅰ . ①孕… Ⅱ . ①徐… ②贾… Ⅲ . ①妊娠期—妇幼保健—基本知识 Ⅳ . ① R715.3

中国版本图书馆 CIP 数据核字（2018）第 110977 号

美术编辑 陈君杞
版式设计 锋尚设计

出版 中国健康传媒集团 | 中国医药科技出版社
地址 北京市海淀区文慧园北路甲 22 号
邮编 100082
电话 发行：010-62227427 邮购：010-62236938
网址 www.cmstp.com
规格 710 × 1000mm 1/16
印张 16 1/4
字数 249 千字
版次 2018 年 8 月第 1 版
印次 2018 年 8 月第 1 次印刷
印刷 北京盛通印刷股份有限公司
经销 全国各地新华书店
书号 ISBN 978-7-5214-0315-2
定价 55.00 元